看護現場の事例で学ぶ

働き方改革時代の労務管理

著●高平 仁史
特別養護老人ホーム
北野よろこび苑事務部長

メディカ出版

はじめに

　気がつけば、労務管理の解説本『現場で使える労務管理の基礎知識』を出させていただいてから、早くも6年が経ちます。しかし、この6年間でも労務管理に関する法律の改正は相次ぎ、2018（平成30）年には「働き方改革関連法」が成立し、2019（平成31）年4月より施行されています。

　この「働き方改革関連法」は、大袈裟かもしれませんがこれからの日本国の労働のあり方からつくられた、各種の労働関連法の改定だと考えています。だからこそ、今後長期にわたり、私たちの働き方とその管理に大きな影響を与えると思っています。

　そこで今回の本は、前著をベースとして、この重要な「働き方改革関連法」の改定内容をできるだけ詳しくご紹介し、私たちがどのように対応していくべきかを考えていただくとともに、この数年間、組織やそれを構成する人たちの労働に対する考え方の変化に伴って変化してきた、新たな労務問題の解決に向けた考え方をアップデートしています。

　私は現在、北野病院から特別養護老人ホームの事務部長に出向していますが、もともとは百貨店勤めをしており人事畑を歩いていました。この間、本社の人事制度構築や営業店の人事課長、子会社の総務部長と現場の人事管理を担当してきました。その経験を買っていただいたのか、北野病院に入職してからも同様に、人事制度の構築や給与・人事から現場の労務管理を長らく担当していました。

　その長い経験から、労務管理は杓子定規な方法では解決できないと思っています。つまり、「法律はこうなんですよ。でも、そうしていたらうまくいかないと思うので、こうすれば皆が納得して動くんじゃないですか？」という方法論が必要だということです。そして、管理者とスタッフが「Win-Winの関係」を築けるような解決策こそが、法を重視しつつ現実的な解決につながると思って取り組んできました。

　幸いなことに、あちらこちらの看護協会さんから認定看護管理者の労務管理の講師としてお声掛けいただき、講義してまいりました。受講された看護管理者の皆さんからは勉強になったとの声をいただけたので、この方法論が現場の労務管理の課題解決にはお役に立てたのかなと感じています。

　最後に、「働き方改革」がスタートしたこの時期に新たな書籍の出版を企画してくださった編集部の猪俣久人さん、原稿締め切りを守らない私を叱咤しながら、あるときはアイデアを出し原稿をまとめてくれた株式会社とみんの三重野由紀子さん、佐藤可奈子さんに感謝を申し上げたいと思います。ありがとうございました。

2019年7月　　　　　　　　　　　　　　　　　　　　　　　　　　　　高平仁史

Contents

はじめに 2

基礎編 管理者が理解しておくべき
労務管理の未来と労務管理の重要性

 1 令和の御代に「働き方改革」始まる 8
 2 どうして労務管理を勉強する必要があるの？ 18

事例編 こんなときどうする？
現場の労務管理問題への対応法

管理職
 師長は名ばかり管理職？ 22
 管理職の要件をどう理解させる？ 26

採用
 採用面接で聞いてはいけないことは？ 30

契約
 「異動は契約違反です！」と言われたら？ 35
 パートさんに無期労働契約への転換を求められたら？ 41

就業規則
 病院は就業規則で何でも決められる？ 47
 なぜ就業規則に従う必要があるの？ 51

労働時間

- 時間外労働って何？ ……………………………………………… 55
- これって時間外労働？ ……………………………………………… 59
- どうすればいい？　労働時間の適正な把握 ……………………… 63
- 時間外労働の上限規制の注意点は？ ……………………………… 70
- 時間外労働は制限できる？ ………………………………………… 76
- 労働時間の過不足は調整できる？ ………………………………… 80
- 夜勤と宿直の違いとは？ …………………………………………… 85
- 短時間勤務スタッフの休憩時間はどのくらい？ ………………… 90

兼業

- 兼業は許される？　今日的な副業のあり方は？ ………………… 94

有給休暇・休日

- 休日と休暇の違いは？ ……………………………………………… 100
- 年5日の年次有給休暇を確実に取得させるには？ ……………… 104
- 退職希望者から残有給休暇の取得を要求されたら ……………… 113
- 「有給休暇を買い上げて」と言われたら ………………………… 117
- 突然、有給休暇を申し出られたら ………………………………… 121

給与
- 「同一労働同一賃金」で同じ仕事をしている正職員とパートの給与額が同じになる？ ……… 124
- 給与是正で給与が下がるのは問題ない？ ……… 134

妊娠・子育て
- 妊産婦保護策にはどんなものがある？ ……… 138
- 1年半育児休業していたスタッフから休業延長を申し入れられたら？ ……… 142
- 育児休業明けも同じ病棟への復帰を希望されたら ……… 148
- 子育て中の夜勤拒否は可能？ ……… 153

労災
- 労災って何？ 労災の認定基準は？ ……… 159

メンタルヘルス
- うつっぽい部下にどう対処する？ ……… 167
- どうしよう？ うつ病休職者の復職 ……… 173

ハラスメント
- セクシュアルハラスメントの定義は？ ……… 179
- これってパワーハラスメント？ ……… 185

解雇
- 試用期間中なら解雇は可能？ ……………………………… 192
- 問題のあるスタッフを解雇することは可能？ …………… 196

退職
- 突然の退職にどう対応する？ ……………………………… 203
- 身勝手な退職を罰することは可能？ ……………………… 207

その他
- 患者さんの個人情報をどう守る？ ………………………… 211

資料編
事例編で取り上げた根拠法令・判例等 ……………………… 216

索引 …………………………………………………………………… 223

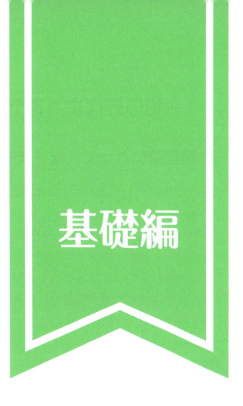

管理者が理解しておくべき労務管理の未来と労務管理の重要性

基礎編

2019（平成31）年4月から「働き方改革関連法」が施行されました。今回の「働き方改革」は、その趣旨が労働者の保護だけでなく、もっと大きな目的から取り組まれていると考えています。管理職である皆さんがその趣旨をしっかりと把握しておくことが、現場で行うこれからの労務管理に与える影響を理解し、上手な運用を行えるポイントになります。

なかには「労務管理なんて事務さんがやってくれればいいのに」と思っている人もいるでしょう。労務管理をなぜ行う必要があるのか、そしてそれはなぜ看護管理者の仕事なのかも、まずは理解いただきたいと思います。

1 令和の御代に「働き方改革」始まる

● 管理職にとって、ますます頭の痛い「働き方改革」始まる

　2013（平成25）年に『現場で使える労務管理の基礎知識』を出版させていただいてから、早いもので6年経ちます。この間に、あちこちの看護協会さんの認定看護管理者の「労務管理」の講義、自治体立の病院さんやいろいろな病院看護部さんの労務管理の勉強会の講師を務める機会をいただくことができました。

　その研修の場では、現場で起こる労務問題の現状をつぶさに聞かせていただき、医療現場における労務問題が医療の質に大きく影響していること、この5、6年で労務問題に目を向ける重要性についての認識が、現場も経営も高まってきたことを実感しています（でも、経営主題にはならず、経営からすると、いまだに二番手、三番手の課題なのが残念ですが）。

　でも、平成最後の年であるこの2019（平成31）年4月から「働き方改革関連法」の施行がスタートしました。平成の時代は「働き方を変えないと、大変なことになっちゃうんじゃないの!?」ということに政府も気がつき、国民も少し気がついて、無理やりでも法律を改正したということでしょう。次の令和時代は、すぐそこ（2025年頃をいうそうです）で団塊の世代が後期高齢者に到達し、ピンピン元気に働く人が減少し、国として「お金が足りない。どうしよう、困った」「このままじゃ、日本という国が滅びちゃう（ちょっとたいそうな）」「少ない働き手でも、増えた老人の社会保障費を賄えるようにしよう。そうだ、働き方改革だ」といった具合に働き方改革が実行されていきます。

　では、膨大になるであろう社会保障費を賄う秘策である「働き方改革」とは、どういったことを行うのか、ご存知ですか？　知っておかないと痛い目を見ることになっちゃいそうですよ。何せ、罰則も強化されますから。

● なぜ「働き方改革」が必要なのか？ 建前の理由と本音の理由って何？

　この「働き方改革」のさまざまな施策はどこから来たのかを知っておきましょう。「そんなこと知っていてもしかたないよ」と言わず、おつき合いください。これを少しかじっておくことで、政府の本気度がわかりますから。そして、政府はどこに力を入れているのかもわかるかと思います（知っていて得なのは、どこに力を入れておくべきで、どこを手抜きできるかがわかるかも？しれないからです。←推測形にしておきました。断言してお役人ににらまれると困りますから）。

　なんとスタートは2015（平成27）年10月の「一億総活躍国民会議」の設置までさかのぼります。「我が国の構造的な問題である少子高齢化に真正面から挑み、『希望を生み出す強い経済』、『夢をつむぐ子育て支援』、『安心につながる社会保障』の『新三本の矢』

表-1　「一億総活躍社会」とはどのような社会なのか[2]

一億総活躍社会とは

- 若者も高齢者も、女性も男性も、障害や難病のある方々も、一度失敗を経験した人も、みんなが包摂され活躍できる社会
- 一人ひとりが、個性と多様性を尊重され、家庭で、地域で、職場で、それぞれの希望がかない、それぞれの能力を発揮でき、それぞれが生きがいを感じることができる社会
- 強い経済の実現に向けた取り組みを通じて得られる成長の果実によって、子育て支援や社会保障の基盤を強化し、それがさらに経済を強くするという「成長と分配の好循環」を生み出していく新たな経済社会システム

の実現を目的とする『一億総活躍社会』に向けたプランの策定」[1]のために設置された会議です。

　一億総活躍社会の定義を**表-1**に示しました。この3つ目に本音が見え隠れしていますよね。強い経済は、まず成長、次にそれを分配することで実現しますよと高らかに宣言しています。つまり、しっかり儲けろ、そしたら給与も上がる。それで消費が増えるから、ますます経済が成長し給与も増えるよ、と。そのためには、老いも若きも、障害などのある人も、一度は失敗した人（結婚じゃないですよ。仕事で、ですよ）も、さまざまなかたちで社会参画して働いて、しっかり儲けなさい、それができる社会をつくりましょうよ、と宣言したわけです。

　そして、2016（平成28）年6月に「ニッポン一億総活躍プラン」が閣議決定されました[2]。「そんな社会をつくるためには、こうすればいいんじゃないの？」というプランです。その中の項目にはっきりと「働き方改革」が入っているんです。ただ、他の項目の「子育て・介護の環境整備」にしても「『介護離職ゼロ』に向けたその他取組」にしても、すべての項目が、このプランの最初に書いてある「成長と分配の好循環メカニズムの提示」で示された「成長の果実なくして、分配を続けることはできない」という考えからつくられています。「ない袖は振れないから、まず振れる袖をつくりましょう」が根本的な考え方になっています。つまり、「働き方改革」もない袖をつくる施策なわけです。

　じゃあ、なんで「働き方改革」がない袖をつくることになるのでしょうか？　説明するのが面倒くさいから（ウソですよ。あとでちゃんと説明します）結論から言うと、「日本の人口動態と就業者の推移」をここ50年くらい予測すると、今ここで「働き方改革」を始めないと間に合わないんじゃない？　となったからです。わかるようでわからない結論ですね。

超高齢社会のこと、どれくらい知っていますか？

　ここからが、「ちゃんと説明します」の部分です。日本は超高齢社会になったといわ

れて久しいので、皆さんもこの言葉はご存知だと思いますが、ではどの程度の超高齢社会になるかご存知でしょうか？

図-1は、厚生労働省が働き方改革の検討のために国勢調査のデータから作成した資料です。まず、よくいわれているのが「2025年問題」ですよね。これは2025（令和7）年に団塊の世代が後期高齢者の年齢つまり75歳に到達し、65歳以上の人口が全体の30％を超えることによって発生するいろいろな問題のことをいいます。さらに40年後の2065（令和47）年を見てみると、総人口が9,000万人を割り込んでいるのがわかります。2015（平成27）年から50年でおよそ30％も人口が減ってしまいます。「人口が減れば、住みやすくなっていいんじゃない？」なんてのんきに考えないでください。人口が減ればそれだけ稼ぎが減りますよね。また、人口が減ればそれだけ消費も減りますよね。今でも、少し地方の都市に行くと街全体が活気を失いつつあることを実感している人もいるのではないでしょうか。

さらに、嫌な図を国はつくっています。**図-2**は、「働く人」がどれだけいて、今後どう変化するかを推測したものです。2030（令和12）年（2025年問題の直後です）には、きちんと対策しないと2014（平成26）年より約800万人も「働く人」が減ると推測しています。きちんと対策を講じても200万人弱の「働く人」が減っちゃうわけです。

稼ぎ（プランでは「成長」と呼んでいます。きれいに言い換えていますよね）がなければ、分配もないわけですから、「働く人」も「働けない人（高齢者などです）」も分配にあずかれないわけです。さらに、稼ぎイコール国力（国民総生産〔GDP〕として指標にしていますよね）ですから、国力が衰えてしまうわけです。これは、もしわが国が他国から侵略されても、国を守るだけの力を持ちきれないかもしれないと言ってもいい

図-1　2065年までの日本の人口の推移[3)]

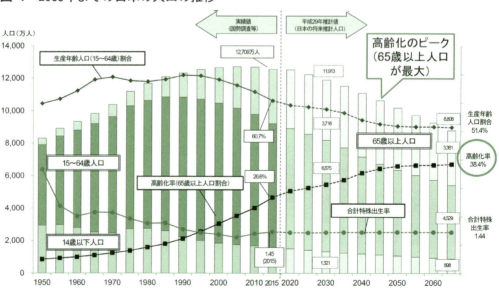

のではないでしょうか。放っておくと国が亡びるかも！（侵略は武力だけじゃないですよ。経済的な侵略もあり得ます。侵略が進めば文化がなくなります。文化がなくなれば独立した国ではなくなるのではないでしょうか）。

働く人が減ることに対して、どう対策する？

「きちんと」対策すればいいのではと思ったあなたは、偉い。その通りです。じゃあ、どう対策するかですよね。その対策の1つが「働き方改革」になるわけです。少数の働く人で稼ぎを維持するためには、どうするか？

その答えは、「働く人」が少なくならないようにすればいいでしょうし、仮に少なくなったとしても、少なくなっていないように対策を講じればいいわけです。「???」「何言ってますの？」という感じかもしれませんが、つまりこういうことです。

1．「働く人」が少なくならないようにする

今、働けていない人を働けるようにしてあげるというのが、この意味となります。たとえば、

①定年等を引き上げて、高齢者の雇用をさらに促進する
②育児、介護等での退職や休職を防ぐことで、労働者数の減少を抑える
③過重労働を防ぐことで労働者の健康を維持し、病気や自殺などで働けなくなる人を防ぐ
④短時間労働者や派遣労働者をフルタイム労働者に転換する
⑤過重な労働を防ぐことでワーク・ライフ・バランスを生み出し、労働市場への労働者の参画意欲を醸成する
⑥テレワークなどを可能にすることでより働きやすくし、さまざまな労働形態での労働者の参入を促進する　などなど。

図-2　2030年までの日本の就業者人口のシミュレーション[4]

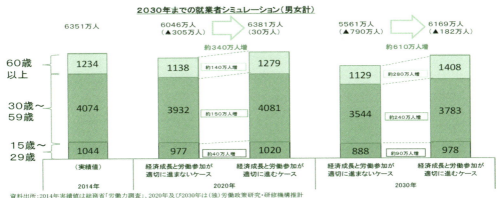

2．仮に、「働く人」が少なくなったとしても少なくなっていないようにする

　これは、労働者1人が単位時間当たりに稼ぐ額を増加させればいいわけですよね。たとえば、

①有給休暇を取りやすくしてリフレッシュさせ、業務効率を向上させる
②授業料の無償化などで教育育成の充実を図り、生産性の高い人材を育成する
③成長分野への人材移動と多様で柔軟なワークスタイルの促進をすることで、単位当たりの人材生産性を高める
④過多な残業を抑えるなど、過重な労働を防ぎ、労働効率を向上させるとともに、効率のよい業務の進め方にイノベーションを生み出す
⑤時間外労働の抑制を進める一方、空いた時間で「副業・兼業の推進」を進め、働きがいの向上や、新規事業の創出や産業イノベーションの促進などに役立てる　などなど。

と、書き並べれば枚挙に暇がありません。これらの対策を今から行っていこうとしているわけです。

　今回の「働き方改革」は、今までの労働法制とは少し質が異なっていると個人的には思っています。過去の労働法制はあくまでも労働者保護が先頭に立ってつくられてきました。しかし今回の「働き方改革」関連法の成り立ちは、もちろん労働者の権利の保護、健康の確保等が主題ではあるのでしょうが、それと同じくらいに将来の日本の国力の維持、ひいてはそこで生活する国民の生活レベルの維持のために行われたという理由も大きいと考えています（すごく大きな話になっちゃいましたが、私自身は意外と的を射ていると思っています）。

医療現場の管理職にできること、やるべきこととは？

　こう考えると、この先私たち管理職に降りかかってくる労務管理の大変さは、「ますます」「これから数十年間も」続くことになります。では、私たち管理職はどう医療現場での労務管理を運営していけばいいのでしょうか？　「はい、こうすればいいですよ」なんて、現段階ではこの法律をつくったお役人でも絶対に言えないでしょうし、神様でも言えないのではないでしょうか。

　ただ、この私でも確かに言えることは、まずは「新しい働き方改革の中身を知ること」だと思います。働き方改革がこのような意図を持って数十年も続くのであれば、私たち管理職だけでは解決できない問題も多々出てきます。これからは、労働法を遵守していくのであれば経営そのものも変わっていかなければなりません。同時に必要なのは、私たち管理職も経営に向けて、あるべき姿を実現するための声を上げていくことではないでしょうか。

　過去の子育て支援の施策を見ていても、効果が上がらないとみると行政はどんどん法制の強化を図っていきます。つまり、効果が上がらなければ法律はどんどん厳しくなって、ますます自分たちの首を絞めることになるということです。効果が上がらないと、管理職はどんどん「働き方改革」から遠ざかってしまい、健康を害することになってしまうでしょう。

結局、上（経営、上司）も下（同僚、部下）も協力して今回の法改正にしっかり対応していくことが、いちばん楽に皆がハッピーになる近道だと思います。

働き方改革で労務管理に関係するものは？

　では、頭の痛くなる「働き方改革」で労務管理に関係するものは何でしょう？
　厚生労働省のウェブサイトにある『働き方改革～一億総活躍社会の実現に向けて～』のパンフレット[5]によると、

①労働時間法制の見直し
　働き過ぎを防ぐことで、働く方々の健康を守り、多様な「ワーク・ライフ・バランス」を実現できるようにします。
②雇用形態に関わらない公正な待遇の確保
　同一企業内における正社員と非正規社員の間にある不合理な待遇の差をなくし、どのような雇用形態を選択しても「納得」できるようにします。

という2つがポイントとして記載されています。
　①「労働時間法制の見直し」については表-2をご覧ください。この内容を見ると、「基本の労働時間以上の時間を働かせるな」「もっと確実に休ませろ」「基本の労働時間をもっと上手に使え」と使用者に言っている半面、労働者に「もっと効率よく働いて、お金儲けに協力してね」と言っているように感じます。つまり、健康に注意させて元気に働けるよう、そして余分な時間働くのをできるだけ少なくしてあげるから、同じ時間

表-2　労働時間法制の見直しの内容[5]

①	残業時間の上限を規制します
②	「勤務間インターバル」制度の導入を促します
③	1人1年当たり5日間の年次有給休暇の取得を、企業に義務づけます
④	月60時間を超える残業は、割増賃金率を引き上げます（25%→50%） ▶中小企業で働く人にも適用（大企業は2010〔平成22〕年度～）
⑤	労働時間の状況を客観的に把握するよう、企業に義務づけます ▶働く人の健康管理を徹底 ▶管理職、裁量労働制適用者も対象
⑥	「フレックスタイム制」により働きやすくするため、制度を拡充します ▶労働時間の調整が可能な期間（清算期間）を延長（1カ月→3カ月） ▶子育て・介護しながらでも、より働きやすく
⑦	専門的な職業の方の自律的で創造的な働き方である「高度プロフェッショナル制度」を新設し、選択できるようにします ▶前提として、働く人の健康を守る措置を義務化（罰則つき） ▶対象を限定（一定の年収以上で特定の高度専門職のみが対象）

でもっと効率よく仕事してね（「生産性の向上」というらしいですが）という施策に、私には見えます。

「高度プロフェッショナル制度」が国会で大もめにもめたので、世間では注目されているかもしれませんが、管理職の私たちがもっと注目しておくべきは「残業時間の上限規制」と「1人1年当たり5日間の年次有給休暇を取得させることを使用者に義務化」のほうだと思います。

これらは、就業規則の変更や勤怠システムや給与システムの改修を伴いますし、何よりも管理職の現場運営に大きく影響します。残業の上限規制は法律で定められた上限を超えると即、法律違反となりますし、年5日の年次有給休暇の取得ができなかった労働者が1人でもいたら法律違反として取り扱うこととなるそうです。それをさせた管理職の皆さんも即御用とな（る？）ります（年次有給休暇の取得義務化については、「法律違反が認められた場合は、労働基準監督署の監督指導において、原則としてその是正に向けて丁寧に指導し、改善を図っていただくこととしています」となっていますが、残業の上限規制の違反については、そのくだりはありません。ということは、こちらはやはり即御用となるかも。注意が必要です）。

次に、②「雇用形態に関わらない公正な待遇の確保」について見てみましょう（**表-3**）。この改正の目的は、「正規雇用労働者（無期雇用フルタイム労働者）と非正規雇用

表-3　雇用形態に関わらない公正待遇の確保の内容[5]をもとに作成

①不合理な待遇差をくすための規定の整備

> 同一企業内において、正規雇用労働者と非正規雇用労働者との間で、基本給や賞与などのあらゆる待遇について、不合理な待遇差を設けることが禁止されます。
> 裁判の際に判断基準となる「均衡待遇規定」「均等待遇規定」を法律に整備します。
> ガイドライン（指針）を策定し、どのような待遇差が不合理にあたるかを明確に示します。

②労働者に対する待遇に関する説明義務の強化

> 非正規雇用労働者は、正社員との待遇差の内容や理由などについて、事業主に対して説明を求めることができるようになります。事業主は、非正規雇用労働者から求めがあった場合は、説明をしなければなりません。

③行政による事業主への助言・指導等や裁判外紛争解決手続（行政ADR）※の規定の整備
※事業主と労働者との間の紛争を、裁判をせずに解決する手続きのことをいいます。

> 都道府県労働局において、無料・非公開の紛争解決手続きを行います。
> 「均衡待遇」や「待遇差の内容・理由に関する説明」についても、行政ADRの対象となります。

労働者(パートタイム労働者・有期雇用労働者・派遣労働者)の間の不合理な待遇差をなくす」ということだそうです。つまり、同じ労働であれば同じ待遇であるべきで、これを実現することで「どのような雇用形態を選択しても、待遇に納得して働き続けられるようにすることで、多様で柔軟な働き方を『選択できる』ようにします」と説明されています。雇用形態や、働き方の選択で給与が違うことは許さない。給与は仕事の内容によって決まるべきで、仕事が同じならその給与の時間単価などは同じでなければならないということです。

　この改正は、管理職のわれわれが直接どうこうできるものではありませんが、病院にとっては非常に厄介なものだと思っています。今までは、パートの看護師なら時給は正職員よりも安くて当然と考えられていたかもしれませんが、今後はそうはいかず、短時間労働者や派遣労働者が「安い労働力」という考えは捨てて経営にあたらなければいけなくなります。この規定が経営に与えるインパクトは非常に大きいものとなると考えており、法規制が浸透してくると私たち管理職もパート職員や派遣職員に対する考え方を改め、現場運営にあたる必要性が出てきます。

　最後に、次ページ**表-4**に「『働き方改革関連法』のうち、労働法関係の改定内容と施行時期の一覧」として一連の法改正の内容、義務であるか努力義務であるかの区分、開始時期などをまとめておきました。また、もう少し詳しく知っておいていただきたい事項は、あとの事例編で取り上げたいと思います。

●引用参考文献
1) 首相官邸. 第1回一億総活躍国民会議議事次第. 配布資料1. 2015(平成27)年10月21日. https://www.kantei.go.jp/jp/singi/ichiokusoukatsuyaku/dai1/siryou1.pdf (2019年7月19日閲覧)
2) 首相官邸. 一億総活躍社会の実現. 最終更新2019(令和元)年5月30日. https://www.kantei.go.jp/jp/headline/ichiokusoukatsuyaku/index.html (2019年7月19日閲覧)
3) 厚生労働省. 日本の将来推計人口(平成29年推計)の概要. https://www.mhlw.go.jp/file/05-Shingikai-12601000-Seisakutoukatsukan-Sanjikanshitsu_Shakaihoshoutantou/0000173087.pdf (2019年7月19日閲覧)
4) 内閣府. 第3回 2030年展望と改革タスクフォース. 資料1 事務局資料(人材育成・働き方). 2016(平成28)年10月27日. https://www5.cao.go.jp/keizai-shimon/kaigi/special/2030tf/281027/shiryou1.pdf (2019年7月19日閲覧)
5) 厚生労働省. 働き方改革〜一億総活躍社会の実現に向けて〜. https://www.mhlw.go.jp/content/000474499.pdf (2019年7月19日閲覧)
6) 厚生労働省. 働き方改革を推進するための関係法律の整備に関する法律案の概要. https://www.mhlw.go.jp/topics/bukyoku/soumu/houritu/dl/196-31.pdf (2019年7月3日閲覧)

表-4 「働き方改革関連法」のうち、労働法関係の改定内容と施行時期の一覧[6]をもとに作成

大項目	中項目	小項目	概要
Ⅰ 働き方改革の総合的かつ継続的な推進	―		国は働き方改革にかかる基本的考え方を明らかにするとともに、改革を総合的かつ継続的に推進するための「基本方針」（閣議決定）を定めることとする。
Ⅱ 長時間労働の是正、多様で柔軟な働き方の実現等	1．労働時間に関する制度の見直し（労働基準法、労働安全衛生法）	①時間外労働の上限規制の導入	時間外労働の上限について、月45時間、年360時間を原則とし、臨時的な特別な事情がある場合でも年720時間、単月100時間未満（休日労働含む）、複数月平均80時間（休日労働含む）を限度に設定。
		②中小企業における月60時間超の時間外労働に対する割増賃金の見直し	月60時間を超える時間外労働にかかる割増賃金率（50％以上）について、中小企業への猶予措置を廃止する。
		③一定日数の年次有給休暇の確実な取得	使用者は、10日以上の年次有給休暇が付与される労働者に対し、5日について、毎年、時季を指定して与えなければならないこととする。
		④労働時間の状況の把握の実効性確保	労働時間の状況を省令で定める方法により把握しなければならないこととする。
		⑤フレックスタイム制の見直し	フレックスタイム制の「清算期間」の上限を1カ月から3カ月に延長する。
		⑥特定高度専門業務・成果型労働制（高度プロフェッショナル制度）の創設	職務の範囲が明確で一定の年収（少なくとも1,000万円以上）を有する労働者が、高度の専門的知識を必要とする等の業務に従事する場合に、年間104日の休日を確実に取得させること等の健康確保措置を講じること、本人の同意や委員会の決議等を要件として、労働時間、休日、深夜の割増賃金等の規定を適用除外とする。
	2．勤務間インターバル制度の普及促進等（労働時間等設定改善法）	・勤務間インターバル制度の普及促進 ・企業単位での労働時間等の設定改善にかかる労使の取り組み促進	企業全体を通じて労働時間等設定改善企業委員会の決議をもって、年次有給休暇の計画的付与等にかかる労使協定に代えることができることとする。
	3．産業医・産業保健機能の強化（労働安全衛生法等）	―	
Ⅲ 雇用形態にかかわらない公正な待遇の確保	1．不合理な待遇差を解消するための規定の整備（パートタイム・有期雇用労働法、労働契約法、労働者派遣法）	―	短時間・有期雇用労働者に関する同一企業内における正規雇用労働者との不合理な待遇の禁止に関し、個々の待遇ごとに、当該待遇の性質・目的に照らして適切と認められる事情を考慮して判断されるべき旨を明確化。
	2．労働者に対する待遇に関する説明義務の強化（パートタイム・有期雇用労働法、労働契約法、労働者派遣法）	―	―
	3．行政による履行確保措置および裁判外紛争解決手続（行政ADR）の整備	―	Ⅲ-1の義務やⅢ-2の説明義務について、行政による履行確保措置および行政ADR（裁判外紛争解決手続）を整備。

※医療、福祉業での中小企業とは、資本金の額または出資の総額が5,000万円以下または常時使用する労働者数が100人以下のものをいう。

使用者の責務	義務 or 努力義務	施行年月日					
		2018(平成30)年 7月6日	2019(平成31)年 4月1日	2020(令和2)年 4月1日	2021(令和3)年 4月1日	2022(令和4)年 4月1日	2023(令和5)年 4月1日
労働者の労働時間の短縮その他の労働条件の改善など、労働者が生活との調和を保ちつつ意欲と能力に応じて就業できる環境の整備に努めなければならない。	努力義務	◎━━━━━━━━━━━━━━━━━━━━▶					
法令順守	義務			大企業：◎━━━━━━━━━━━▶ 中小企業：◎━━━━━━━▶			
法令順守	義務						中小企業：◎
法令順守	義務		◎━━━━━━━━━━━━━━━━▶				
法令順守	義務		◎━━━━━━━━━━━━━━━━▶				
―	―		◎━━━━━━━━━━━━━━━━▶				
	―			◎━━━━━━━━━━━━▶			
使用者は、前日の終業時刻と翌日の始業時刻の間に一定時間の休息の確保に努めなければならないこととする。	努力義務		◎━━━━━━━━━━━━━━━━▶				
・使用者は、産業医が行った労働者の健康管理等に関する勧告の内容等を衛生委員会に対し報告しなければならない。 ・使用者は、産業医に対し産業保健業務を適切に行うために必要な情報を提供しなければならない。	義務		◎━━━━━━━━━━━━━━━━▶				
・有期雇用労働者について、正規雇用労働者と①職務内容、②職務内容・配置の変更範囲が同一である場合の均等待遇の確保を義務化。 ・派遣労働者について、①派遣先の労働者との均等・均衡待遇、②一定の要件（同種業務の一般の労働者の平均的な賃金と同等以上の賃金であること等）を満たす労使協定による待遇、のいずれかを確保することを義務化。	義務			大企業：◎━━━━━━━━━━━▶ 中小企業：◎━━━━━━━▶			
短時間労働者・有期雇用労働者・派遣労働者について、正規雇用労働者との待遇差の内容・理由等に関する説明を義務化。	義務			大企業：◎━━━━━━━━━━━▶ 中小企業：◎━━━━━━━▶			
	―						

2 どうして労務管理を勉強する必要があるの？

労務管理とは何か？

　「労務管理」とは、「人」を、「業務」を、組織の目的のために適正にコントロールすることだと私は思っています。「人」と「業務」のコントロールとは、業務を適切に進めていくために、適した人をその業務にアサインし、育成する。また、モチベーションを醸成するために人事考課で能力伸張をはかり、昇進や賃金を決めていくなどなどです。その大前提には、毎月の給与は正確に出ているか？　労働時間はきちんと管理されているか？　休みは取れているか？　などが必要であり、これらが無茶苦茶ならスタッフの働く気は起こりませんよね。

　「でも、そういった労務管理は人事課の仕事でしょ！　どうして私たちの仕事なの？」という声が聞こえてきそうです。看護の現場で、良質な看護を提供するのは看護師の使命かと思います。そのために師長の皆さんは、「看護師」という人と「看護」という業務をコントロールしているはずです。ですからこれらのことは現場の長である師長の仕事なのです。もちろん人事課はお手伝いをしますが、業務として実行しなくてはいけないのは、その現場の長なのです。

　前述した「人」と「業務」を組織の目的に向けて適正にコントロールするための行為は、本書でもメインで取り扱っている労働条件の最低基準を定めた「労働基準法」、そして「労働安全衛生法」「男女雇用機会均等法」「育児・介護休業法」などの規制を受けています。だからこそ、これらの法律を知っておかなければコントロールはできないわけです。では、これらの法律の内容を知らずにいると、どんな問題が発生するのでしょうか。

法律を知らないと重大な問題を引き起こす？

　たとえば師長であるあなたの部下に、1歳のお子さんを持つスタッフがいたとします。そのスタッフからあなたは、「子どもの面倒をみなくてはいけないので、残業はできません。勤務時間が終わればすぐに帰ります」と言われました。さて、あなたはどう答えますか？　「そうしてもらっては困る」と答えてはいけないことに気づいたでしょうか？　では、どうしてそう答えてはいけないのでしょうか？

　それは「育児・介護休業法」に、「事業主は、特定の場合を除き、3歳に満たない子を養育する労働者が請求した場合においては、所定労働時間を超えて労働させてはならない」（第16条の8）と定められているからです。ですからスタッフに要求されれば承諾するしかありません。これを拒否すると法律違反となります（そんなに単純な話ではないのですが、わかりやすくするために単純に説明しています）。

　違反を犯すとどうなるのでしょうか？　法律は「公表」すると定めています。「育児

休業、介護休業などの規定に違反をしている事業主に対し、厚生労働大臣が勧告をした場合において、その勧告を受けた者がこれに従わなかったときは、その旨を公表することができる」と規定されていますので、「この病院はこんなひどいことをする病院だよ」と国から言われてしまうわけです。あなたの不用意な発言が、病院に不利益をもたらすことになります。これは大変なことです。不用意な発言をしたあなたは懲罰を受けかねません。

「これは法的に大丈夫？」と考えることが大切

　実は労働法といっても、「これが労働法です」といった条文があるわけではありません。労働問題に関するたくさんの法規をひとまとめにして労働法と呼んでいます。つまり労働法は、法律、施行令、省令、判例などを含む広範囲なものを指しているのです。

　厚生労働省のウェブサイトには「厚生労働省法令等データベースサービス」というページがあります（https://www.mhlw.go.jp/hourei/index.html）。そこにある「法令検索」の「目次（体系）検索へ」をクリックし、「第5編　労働基準」を見てみると、法令は計455件出てきます（2019〔令和元〕年7月2日現在）。当然のことながら、これらのすべてを知り、理解し、使いこなせるわけはありません。そこで、いま、あなたの目の前で起こっている問題が、たくさんある労働法のどれに関連しているのかを理解するための手がかりとなるよう、私が考える「労働法ベスト20」（**表-5**）を次ページにまとめましたので、参考にしてください。

　でもこの20の法律だけでも、正確に理解し、使いこなすのは大変ですよね。「うちら看護師やでぇ。なんで法律を勉強せなあかんの……。そんなん、してる暇あらへん」という声が聞こえてきます（すみません。わかりにくい大阪弁で）。正直言って、こんなにたくさんの法律を一から覚える必要はありません。……なんてことを言っちゃうと、皆さんは少し気が楽になるかもしれませんが、私は皆さんの病院の院長や看護部長、人事担当者から怒られちゃいますね。でも、そうはいっても人事担当者でもたぶんすべては知らないと思います（人事担当ですべてを知っているという人には失礼申し上げます）。だから皆さんも、すべてを知る必要はありません。ただ、常に「これは法的に大丈夫？」という気持ちを忘れずにいてください。知らないことは確認する、これが原則です。

　最後に耳寄り情報です。厚生労働省が、労働法の全体像を知ってもらおうと『知って役立つ労働法〜働くときに必要な基礎知識〜』という冊子を厚生労働省のウェブサイト（https://www.mhlw.go.jp/stf/seisakunitsuite/bunya/koyou_roudou/roudouzenpan/roudouhou/）に掲載しています。どうやら新社会人向けのようですが、管理職向けの学習手引きとしてもぴったりの内容です。手元に置いておくと便利かと思います（いつも思いますが、厚生労働省のウェブサイトはどこに何があるかわかりづらいですね。せっかくのよい情報もこれでは宝の持ちぐされですよね）。

表-5　労働法ベスト20

法律名	何のための法律？
労働基準法	労働条件の最低基準を定めたもの
労働組合法	労働者の地位向上と労働条件の交渉
労働関係調整法	公正な労使関係と争議の解決
労働安全衛生法	労働者の安全と健康を確保するとともに、快適な職場環境の形成を促進する
男女雇用機会均等法（雇用の分野における男女の均等な機会及び待遇の確保等に関する法律）	雇用の分野における男女の均等な機会および待遇の確保と、女性労働者の就業に関して妊娠中および出産後の健康の確保を図るなどの措置を推進する
育児・介護休業法（育児休業、介護休業等育児又は家族介護を行う労働者の福祉に関する法律）	子の養育または家族の介護を行う労働者などの職業生活と家庭生活との両立を通じて、福祉の増進を図り、あわせて経済および社会の発展に寄与する
労働者派遣法（労働者派遣事業の適正な運営の確保及び派遣労働者の保護等に関する法律）	労働者派遣事業の適正な運営の確保と、派遣労働者の保護などを図り、派遣労働者の雇用の安定と福祉の増進に寄与する
労働契約法	合理的な労働条件の決定または変更が行われるようにすることで、労働者の保護を図り、個別の労働関係の安定を目指す
パートタイム・有期雇用労働法（短時間労働者及び有期雇用労働者の雇用管理の改善等に関する法律）	通常の労働者との均衡のとれた待遇の確保などを図り、短時間・有期雇用労働者が能力を発揮することができるようにすることで、福祉の増進を図り、あわせて経済および社会の発展に寄与する
最低賃金法	賃金の最低額を保障することで、労働条件の改善を図り、労働者の生活の安定、労働力の質的向上および事業の公正な競争の確保に寄与する
職業安定法	各人にその有する能力に適合する職業に就く機会を与え、および産業に必要な労働力を充足し、もって職業の安定を図ることに寄与する
雇用保険法	労働者が失業した場合の給付や、労働者が自ら受ける職業に関する教育訓練の給付を行うことで、労働者の生活および雇用の安定を図るとともに、求職活動を容易にする。失業の予防、雇用状態の是正および雇用機会の増大、労働者の能力の開発および向上、その他労働者の福祉の増進を図る
公益通報者保護法	公益通報をしたことを理由とする公益通報者の解雇の無効など、公益通報者の保護を図る
勤労者財産形成促進法	勤労者の計画的な財産形成を促進することにより、勤労者の生活の安定を図る
労働者災害補償保険法	業務上の事由または通勤による労働者の負傷、疾病、障害、死亡などに対して迅速かつ公正な保護をするため、必要な保険給付を行う
労働時間等設定改善法（労働時間等の設定の改善に関する特別措置法）	労働時間などの設定改善指針を策定するとともに、使用者などによる労働時間などの設定の改善に向けた自主的な努力を促進する
民法	労働法の上位法にあたり、市民の日常的生活関係を規律しつつ、私法の一般的・基礎的部分をなすもの
障害者雇用促進法（障害者の雇用の促進等に関する法律）	身体障害者または知的障害者の雇用義務、障害者がその能力に適合する職業に就くことなどを通じて、障害者の職業の安定を図ることを目的とする
職業能力開発促進法	職業に必要な労働者の能力を開発し、および向上させることを促進し、もって、職業の安定と労働者の地位の向上を図る
労働施策総合推進法（労働施策の総合的な推進並びに労働者の雇用の安定及び職業生活の充実等に関する法律）	労働市場の機能が適切に発揮され、労働力の需給が質量両面にわたり均衡することを促進し、労働者がその有する能力を有効に発揮することができるようにする

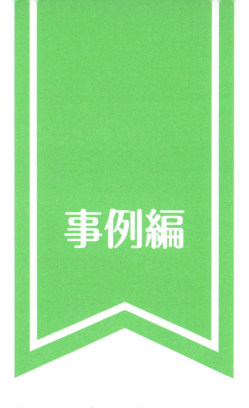

事例編

こんなときどうする？
現場の労務管理問題への対応法

皆さんが日々、労務管理をするうえで遭遇しそうな問題を計37題取り上げました。各事例では関連する法律や判例などを取り上げ、わかりやすく解説しています。それだけでなく、「法律はそういうけれど、現実はそんなふうに対処できないわ……」と悩む師長の皆さんへ、解決策とまではいかないかもしれませんが、私なりのアドバイスもしています。
今まさに悩んでいる事例から読んでいただいても、最初の事例からじっくり読んでいただいてもかまいません。大いに活用してください。

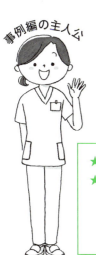

事例編の主人公

> ★名前　三宅亜美（みやけあみ）
> ★プロフィール
> 某病院某病棟の看護師長。師長になって初めて経験する労務管理に毎回悩まされていますが、勉強しながら1つずつ問題解決をし、成長しています。

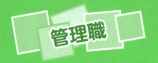

師長は名ばかり管理職？

　亜美は、研修のときに教えられた労務管理をもっとよく知ろうと勉強を始めました。そんなとき、師長になって初めての給与明細で時間外手当が「0」となっているのを見て、「聞いてはいたけど、本当に時間外手当はつかないんだ。でも、主任のときと同じくらい遅くまで仕事をしているのに……。下手をすれば、主任のときより給与が安くなるかも」と不安顔になっています。同僚の山野師長からも「マクドナルド裁判以降、よく言われる"名ばかり管理職"ってあるじゃない。私たちもそんなに権限を与えられているわけでもないし、"名ばかり管理職"かもね」と言われ、ますます不安になってきました。「私って本当に管理職なのかしら？」

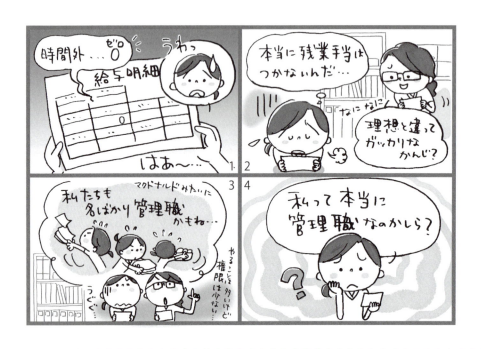

根拠法令・判例等

■労働基準法
・第41条（労働時間などに関する規定の適用除外）
この章（第4章）、第6章および第6章の2で定める労働時間、休憩および休日に関する規定は、次の各号の一に該当する労働者については適用しない。
　2号　事業の種類にかかわらず監督もしくは管理の地位にある者、または機密の事務を取り扱う者

■通達
・1947（昭和22）年9月13日付発基第17号「労働基準法の施行に関する件」
・1988（昭和63）年3月14日付基発第150号「労働基準法関係解釈例規について」
・2008（平成20）年4月1日付基監発第0401001号「管理監督者の範囲の適正化について」

管理職ってどんな人のことをいうの？

　労務管理とは、「人」を、「業務」を、組織の目的のために適正にコントロールすることだと「基礎編」（18ページ）で言いました。皆さんには何人かの部下がいて、業務の割りつけなどを行っているはずです。また、皆さんが請求すれば、物品が購入されたりするはずです。つまり管理職とは、労務管理を行える「権限」と「責任」を与えられた者であるはずなのです。

　組織論で話せば、管理職とは上記のような役割を期待されている者のことをいいますが、"管理職はこのようなもの"と規定した法律はどこにもありません。ここで皆さんの大きな疑問となるのが、その責任を全うするうえで発生した時間外手当などが師長にはないことでしょう。この根拠が、労働基準法第41条2号です。

　第41条は、労働時間などに関する規定の適用除外を定めています。つまり管理監督者であれば、労働基準法の第4章などに規定されている労働時間や休日、その手当などの適用外となり、それが根拠で時間外手当が支給されないのです。反面、労働時間に縛られないので、遅く出勤しても早く帰っても構いません。

　そしてこの第41条2号については、行政から通達というかたちで管理監督者の範囲についての原則解釈が示されており、管理監督者とは、「労働時間に関係なく働かなければならない、重要な職務と責任を持っている人（重要な職務と責任とは、たとえば経営の重要な決定に参画できる、人事権があるなどのことをいい、これらを「経営と一体的な立場で行う業務」といいます）。そのうえ現実の勤務も、労働時間などの規制になじまないような立場にある人」なんだそうです。これって、医療関係者、とくに師長にぴったりの内容ですよね。

しかし名前（役職）だけでなく、現実の責任と権限と、管理監督者にふさわしい待遇も必要だそうです。病院ではありませんが、銀行の例では「本部の課またはこれに準ずる組織の長」「大規模な支店または事務所の部、課などの組織の長」は管理監督者にあたるとされているそうです。皆さんの病院ではどうでしょうか？　皆さんにはきっと、師長にふさわしい責任と権限、そして待遇が与えられていると思います。

管理職（管理監督者）にも労働時間の把握が定められた

　2018（平成30）年6月に成立した「働き方改革関連法」の中で、労働安全衛生法が改定されました。その改定で、労働者の健康を維持する必要性から、使用者に管理監督職の労働時間管理も行うよう法律で定められました（詳しくは『どうすればいい？　労働時間の適正な把握』（63ページ）を見てくださいね）。

　私たち管理職は労働時間等の制限の対象外ではありますが、使用者は、管理監督職も含め労働時間の把握を行わなければならなくなりました。ということは、働く時間は何時でもいいのですが、その時間を使用者に把握されることになります。把握されることで、自由に労働時間を決めることができるという管理監督者の権限が損なわれなければいいのですが（「こんな時間に出勤しているの？」などと、上司から嫌味を言われたりすることがないよう願いたいものですよね）。

> 今回のまとめ

- 管理職（管理監督者）とは「経営と一体的な立場」で、「出退社などに厳格な制限を受けない者」で、「現実の責任と権限」を持ち、「ふさわしい十分な処遇」をされている者をいう。
- 健康管理のために、使用者は管理監督職の労働時間の把握も行わなければならないと、法律で定められた。

　マクドナルドの判決後※、皆さんのなかには「私も"名ばかり管理職"だわ」という思いを募らせた人も多いかと思います。しかし看護の現場における師長の仕事は、「時間に関係なく、労働時間などの規制になじまない立場」の仕事ではないでしょうか？

　看護の現場において師長であるあなたには、看護を行ううえで、スタッフを動かし看護方針の決定を行うなどの権限とその責任が実質的に与えられているはずです（でなければ日々変化する患者さんの容態への対応はできませんよね）。そして、それに見合う十分な待遇が用意されているはずです。「その通り」と言えるなら、あなたは間違いなく管理監督者です。そうであれば、法律で労働時間などに関する規定の適用除外となり、時間外手当が支給されなくても法律違反とはならないのです。

　世間で騒がれた「名ばかり管理職」とは、重要な職務と責任とそれを全うするための実質的な権限が"なく"、管理監督者にふさわしい十分な待遇が用意されて"いなかった"ので、社会問題となったわけです。

※マクドナルドのある店長が、自分は管理監督者としての権限や待遇を与えられていないため（名ばかり管理職）、時間外手当を支払われないのは違法だとして会社を訴えた。東京地裁2008（平成20）年1月28日判決にて、職務の権限や待遇からみて、この店長は管理監督者にあたらないとの判決が下りた。

問題解決の糸口をつかむためのアドバイス

　確かにいろいろと問題のある管理職の判断ですが、ひとつ、ここはこう考えてみませんか？　管理職に登用されるということは、あなたの力を病院が認めているということにほかなりません。これは本来、とても光栄なことではないでしょうか？「そんな権限はない」「そんな手当はもらっていない」というのであれば、堂々と主張しましょう。病院はあなたを認めたのですから、管理職の要件を満たすものを準備しているはずです。管理職は経営と一体ですから、病棟の問題、経営の問題を院長に進言し、病院の方向性を定める決定に参画しましょう。自分の勤務時間は自分で決めることができますので、仕事の成果が上がるように自由に決めて勤務しましょう。手当が少なければ、要求しましょう。それが管理職の要件です。ただし、誤解なきよう。管理職に期待されていること（たとえば考課表や職能要件書に記載されていると思います）を全うすることが、その管理職の責任であることは忘れないでくださいね。

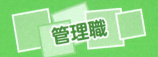

管理職の要件をどう理解させる？

　亜美の勤める病院では、次世代の師長を育成するために「チャレンジ師長制度」を設け、一定期間、師長業務を実際に体験させるとともに、師長としての資質もはかっています。亜美の部下である森主任は、本年度のチャレンジ師長に応募し見事に選出されました。森主任にはチャレンジ師長の役割、処遇が説明されました（27ページの本文下線参照）。後日、亜美は森主任から相談を受けました。「ほかの主任と同じ等級なのに、残業しても時間外手当がつかないのはおかしいと思います」と言います。実は、森主任がチャレンジ師長候補になったときにも相談を受け、処遇について説明し納得してもらったと思っていましたが、どうやらそうではないようです。どうすれば理解してくれるのか……と、悩む亜美でした。

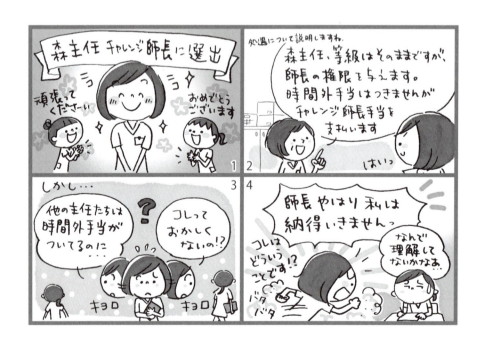

根拠法令・判例等

■通達
- 1947（昭和22）年9月13日付発基第17号「労働基準法の施行に関する件」
- 1988（昭和63）年3月14日付基発第150号「労働基準法関係解釈例規について」
- 2008（平成20）年4月1日付基監発第0401001号「管理監督者の範囲の適正化について」

なぜ勘違いが生まれるのか？

　この事例はいかがでしょうか。身近な問題として考えていただけたのではないでしょうか。「そもそも、師長に時間外手当がないのはおかしい」なんて思われた人はいないとは思いますが、もし思われた人は、前事例の『師長は名ばかり管理職？』（22ページ）の内容を確認してください。

　前事例では「管理職（管理監督者）の要件」を説明しました。しかしどうやら簡単には理解していただけないようで、私もこのような事例に直面しました。そこで再度「管理職（管理監督者）の要件」について説明するとともに、どうすればきちんと理解してもらえるかについても考えたいと思います。

　この事例では、森主任が「チャレンジ師長」となるにあたって、病院側は森主任に管理監督者として必要な処遇要件を示しています。それは、「等級は主任のままですが、師長の権限を与え、その職務を行ってもらいます。勤務時間はあなたの裁量で決めてください。また、重要な看護部の決定を行う師長会に出席し、発言することができます。当然、部下への指揮命令権を与えますし、それに伴い責任を負う義務があります。師長は管理監督者ですので、時間外手当はつきません。そのぶん、あなたの給与と師長等級へ昇格した際の差額に相当する金額を、チャレンジ師長手当として支払います」というものです。つまり等級は主任等級のままでも、期限つきですが師長へ昇格させたのと同様の処遇要件となっています。このような制度があり、自身の希望で「チャレンジ師長」へ応募し、管理監督者としての要件を満たしていることを理解していれば、問題はないはずです。不満に思うのは筋違いというわけです。

　では、どうしてこんな勘違いが生まれるのでしょうか？　私の経験からしても、師長ですらこんな勘違いをし、不満を抱きながら業務を行っている人もいるようです。このあたりをちょっとクリアにしておけば、きっと師長という管理職業務に打ちこめるのではないかと考えています。

管理職の要件を再確認しよう

　ということで、まずは管理職（管理監督者）の要件を、再度法律の視点から確認しておきましょう。27ページの『根拠法令・判例等』を見てください。実はこれらは法律ではありません。厚生労働省から都道府県労働基準局長宛てに出された「通達」です。前事例でもお話ししたように、「管理職はこのようなもの」と規定した法律はどこにもなく、これらの通達の中に「管理監督者とはこういった要件を備えたものである」と記されています。法律そのものには記述されず、ほかのものに「それじゃわからないだろうから、こうですよ」と書いているわけです。普通の人なら「わかりにくい！」と思いますよね。その通りで、わかりにくいから理解しにくくなっています。

　この通達では、管理監督者の範囲についての原則解釈が示されており、「労働時間に関係なく働かなければならない、重要な職務と責任を持っている人。そのうえ現実の勤務も、労働時間などの規制になじまないような立場にある人」なんだそうです。そして名前（役職）だけでなく、現実の責任と権限と、管理監督者にふさわしい待遇も必要だそうです。

　今回の森主任の事例のような不満が出るのは、「何となくわかったようでいるが、病院の提示したどの処遇要件が、通達で解釈しているどの内容に該当するかがわかっていない」ことが原因ではないかと考えています。

　そこで表-1で「通達の原則解釈」と、森主任に提示された「チャレンジ師長の要件」を照らし合わせて確認してみましょう。このように整理してみると、チャレンジ師長となった森主任は、まさに師長そのものであることがわかるかと思います。つまり、時間外手当がつかないのは当然なのです。

今回のまとめ

- 労働時間に関係なく働かなければならない、重要な職務と責任を持っている
- 現実の勤務も、労働時間などの規制になじまないような立場にある
- 名前（役職）だけでなく現実の責任と権限を持っている
- 管理監督者にふさわしい待遇を与えられている

　管理監督者は、以上の要件がそろったときに認められます。これにつけ加えて大切なことは、「どの処遇要件が、管理監督者としてのどの条件に合致しているか」を相手に説明し、理解させることです。

表-1　管理監督者の要件早見表

厚生労働省通達「管理監督者」の原則解釈	このケースにおける該当要件	管理職としての要件を満たしているか？
労働時間に関係なく働かなければならない、重要な職務と責任を持っている	「師長の権限を与え、その職務を行ってもらいます」（師長の業務は、まさに労働時間に関係なく働かなければならない重要な職務）	◎
現実の勤務も、労働時間などの規制になじまないような立場にある	1年365日24時間、患者さんの看護を指揮する立場にあるので、現実の勤務も労働時間などの規制になじまないような立場であるといえる	◎
名前（役職）だけでなく、現実の責任と権限を持っている	「勤務時間はあなたの裁量で決めてください。また、重要な看護部の決定を行う師長会に出席し、発言することができます。当然、部下への指揮命令権を与えますし、それに伴い責任を負う義務があります」	◎
管理監督者にふさわしい待遇を与えられている	「あなたの給与と師長等級へ昇格した際の差額に相当する金額を、チャレンジ師長手当として支払います」	◎

問題解決の糸口をつかむためのアドバイス

　この事例のような問題が起きるのは、本人の労務知識が生半可なことが原因だと思っています（キッパリ！）。労務知識を全く知らないのであれば、そこそこ注意してこちらの話を聞くはずです。ちょっと知っているからとタカをくくってしまう人は、「これはこうでしょ」という決めつけが入り、その結果、問題が起きると思っています。ですから、「これはこのこと」「あれはあのこと」と一つひとつ本人としっかり確認し、さらに**表-1**を使うなどして、整理した情報をもとに理解させること。そして理解したなら、「理解した」という本人の確認をもらっておくと完璧です。あとで「知らない」「聞いてない」と言われ、勝手に不満をぶちまけられると上司としてはたまらないですよね。

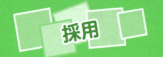

採用面接で聞いてはいけないことは？

　ある月の師長会議で、斎藤看護部長から「来年度の新人採用の面接官を師長全員に担当してもらいます。自分たちで採用を決めた新人の育成ですから、責任を持って行っていただけることを期待しています」と言われました。亜美は、常々「現場を知っている私たちが新人採用を行うべき」と思っていたので、自分たちの責任でよい人を選ばなくっちゃと考えています。会議の後、先輩の谷口師長から「張り切ってるわね。でもね、面接って難しいのよ。たとえば本籍や出身地のことを聞いてはいけないとか、いろいろ決まってるの。あなた知ってる？　勉強しておいたほうがいいわよ」と言われました。なんでも法律違反となれば、懲役や罰金まであるそうです。だんだん不安になる亜美でした。

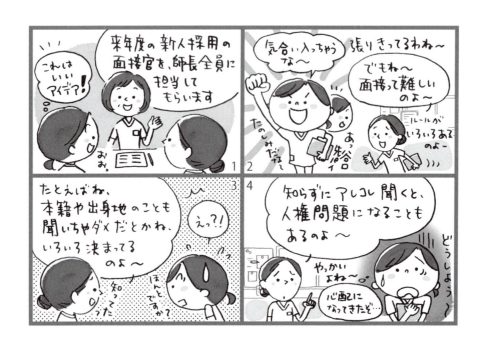

根拠法令・判例等

■職業安定法
・第5条の4（求職者などの個人情報の取り扱い）

公共職業安定所、特定地方公共団体、職業紹介事業者および求人者、労働者の募集を行う者および募集受託者ならびに労働者供給事業者および労働者供給を受けようとする者（略）は、それぞれ、その業務に関し、求職者、募集に応じて労働者になろうとする者または供給される労働者の個人情報（以下この条において「求職者などの個人情報」という）を収集し、保管し、または使用するにあたっては、その業務の目的の達成に必要な範囲内で求職者などの個人情報を収集し、ならびに当該収集の目的の範囲内でこれを保管し、および使用しなければならない。ただし、本人の同意がある場合、その他、正当な事由がある場合は、この限りでない。

■男女雇用機会均等法
・第5条（性別を理由とする差別の禁止）

事業主は、労働者の募集および採用について、その性別にかかわりなく均等な機会を与えなければならない。

■告示
・1999（平成11）年労働省告示第141号、最終改正2012（平成24）年厚生労働省告示第506号

「職業紹介事業者、労働者の募集を行う者、募集受託者、労働者供給事業者等が均等待遇、労働条件等の明示、求職者等の個人情報の取扱い、職業紹介事業者の責務、募集内容の的確な表示等に関して適切に対処するための指針」

（https://www.mhlw.go.jp/bunya/koyou/dl/h241218-03.pdf）

・2006（平成18）年厚生労働省告示第614号

「労働者に対する性別を理由とする差別の禁止等に関する規定に定める事項に関し、事業主が適切に対処するための指針」

（http://www.mhlw.go.jp/general/seido/koyou/danjokintou/dl/20000401-30-1.pdf）

■資料
・厚生労働省ウェブサイト「公正な採用選考の基本」

（https://www.mhlw.go.jp/www2/topics/topics/saiyo/saiyo1.htm）

皆さんは採用に関わっていますか？　先輩看護師として説明会に参加したり、学校の後輩が訪ねてくるのを相手したり、採用面接を行っている人もたくさんいるのではないでしょうか？　そしてよい看護師をとるために、応募してくる学生さんに熱心に質問されているのではないでしょうか？　ところがその熱心さがかえってあだになり、法律違反を犯している場合があるのです。

　当院では、部長先生方が研修医の採用を行うのですが、面接官に対する事前の採用面接説明会で面接要領を説明すると、「こんなことも聞いてはいけないのか！」と驚かれます。皆さんも知らず知らずに過ちを犯しているかもしれません。採用面接では、聞いてはいけないことがいろいろと決まっています。では、何を聞いてよくて何を聞いてはいけないのかを説明しましょう。

● この件の担当法規は「職業安定法」です

　私は職業柄（あっ、人事担当者という意味です）、職業安定所（俗にハローワーク）はなじみが深いですが、看護師の皆さんは退職した際に雇用保険の手続きをしに行ったり、仕事を探すときに訪れたりするだけだと思います。「職業安定法」は、こういった公共職業安定所や有料で職業紹介をする会社を管轄し、「労働力の需要供給の適正かつ円滑な調整に果たすべき役割に鑑み、その適正な運営を確保すること」で、「各人にその有する能力に適合する職業に就く機会を与え、および産業に必要な労働力を充足し、もって職業の安定を図るとともに、経済および社会の発展に寄与する」ことを目的につくられたそうです。まあ簡単に言えば、無料・有料の職業紹介業を営む者を規制し、皆にちゃんと職業を紹介することで、「その人に職を、社会や経済に発展を」与えることを目的にしたご大層な法律です。「でも、そういった会社を規制する法律だから、病院が直接募集する際は関係ないのでは？」と思ったあなた……。甘い！　この法律では、公正な採用についても定められています。ですから職業選択の自由が謳われていたり、採用の際に差別があってはならないことも明記されています。

　もったいをつけてなかなか本論へ進みませんが、いよいよ本論です。その職業安定法第5条の4が今回の主役です。そこに具体的に何がダメと書かれて……いない！　そこには、採用するために集めた求職者の個人情報の保管と使用は、「目的の達成に必要な範囲ですること」とあります。「だったら問題ないじゃない」と思ったあなた……。甘い！　実はこの条文の詳細な運用規定が決められています。それが「1999（平成11）年労働省告示第141号、最終改正2012（平成24）年厚生労働省告示第506号」で、採用という目的の達成に必要な範囲の情報は収集してよいと明記されていますが、以下の項目は収集してはいけないとはっきりと決められています。

1．人種、民族、社会的身分、門地、本籍、出生地、その他社会的差別の原因となるおそれのある事項
2．思想および信条
3．労働組合への加入状況

もう少し具体的に見てみると

　厚生労働省のウェブサイトにある「公正な採用選考の基本」のページには、もう少し具体的に何を聞いてはいけないのか、何をしてはいけないのかが書かれています。それは以下の内容です。

1. **本人に責任のない事項の把握**
    ①本籍・出生地に関すること（「戸籍謄（抄）本」や本籍が記載された「住民票（写し）」を提出させることも該当するそうです）
    ②家族（職業、続柄、健康、病歴、地位、学歴、収入、資産など）に関すること（家族の仕事の有無・職種・勤務先などや家族構成を聞くことも該当するそうです）
    ③住宅状況（間取り、部屋数、住宅の種類、近郊の施設など）に関すること
    ④生活環境・家庭環境などに関すること

2. **本来自由であるべき事項（思想信条に関わること）の把握**
    ①宗教に関すること
    ②支持政党に関すること
    ③人生観、生活信条に関すること
    ④尊敬する人物に関すること
    ⑤思想に関すること
    ⑥労働組合に関する情報（加入状況や活動歴など）、学生運動などの社会運動に関すること
    ⑦購読新聞・雑誌・愛読書などに関すること

3. **採用選考の方法**
    ①身元調査などの実施（驚くのは、「現住所の略図」は生活環境などを把握したり身元調査につながる可能性があるとのこと。要注意らしいです）
    ②合理的・客観的に必要性が認められない採用選考時の健康診断の実施

　つまり、本人の仕事への適性や本人の能力に関係がない事項を応募用紙などに記載させたり、面接で尋ねて把握することや、身元調査を行うことなどは就職差別につながるとみられるわけです。ですから当然のことながら、履歴書や応募用紙にも上記のような記載事項の制限があります。応募用紙については、新規中卒者は「職業相談票（乙）」、新規高卒者は「全国高等学校統一応募書類」、新規大卒者は「新規大学等卒業予定者用標準的事項の参考例」または「JIS規格の様式例に基づいた履歴書」を、一般の人は「JIS規格の様式例に基づいた履歴書」を用いるようにしなさいと同ページに記載されているくらいです。かなり神経質に制限していますよね。

　ここでおまけです。「2006（平成18）年厚生労働省告示第614号」に男女雇用機会均等法のさまざまな順守事項の指針が示されていますが、そのなかで「採用面接に際して、結婚の予定の有無、子どもが生まれた場合の継続就労の希望の有無など一定の事項について女性に対してのみ質問すること」は、男女雇用機会均等法第5条「事業主は、労働者の募集および採用について、その性別にかかわりなく均等な機会を与えなければなら

ない」に違反するとしています。面接で「結婚や出産後はどうしようと考えていますか？」と女性だけに質問することは、法令違反なのです。

今回のまとめ

- ①本人の能力・適性に何ら関係のない属性は聞かないこと。本籍地、家族の職業、生活環境などで本人の能力や適性は測れない。本人の持つ能力・適性が、求人職種の職務を遂行できるかどうかを基準として選考すること。
- ②基本的人権となる思想信条の自由に抵触するような質問もダメ。信仰、支持政党、人生観などは本人の自由で、職務を遂行できる能力とは別のもの。

公正な採用選考をするために、採用面接では上記事項に注意する必要があります。「尊敬する人物は誰ですか？」なんてよく聞く質問かと思いますが、これはなんと上記②に該当し、採用面接時にしてはいけない質問となるそうです。「なんと窮屈な」と思われることと思います。「じゃあ、何を聞いて採否の判断をすればいいの？」なんて声が聞こえてきそうですよね。それについては以下の『アドバイス』内でお答えします。

問題解決の糸口をつかむためのアドバイス

では、人事担当者の私が何を聞いて採否の判断をしているのかを披露しましょう。私の質問は以下のように、実にシンプルです。

1．看護師になった動機は？
2．なぜ、当院を志望されたのですか？
3．ほかにもあなたの動機に合致する病院はありそうですが、そちらとはどこがどう違っていて当院がよいと思われましたか？

これを角度を変えて、質問の言葉を変えて、同じ内容を2度ほど聞きます。聞き方が違っていても、自身の同じ考え方をきちんと説明できるかどうかをポイントに、その人物を測らせてもらっています。それに加えて、こちらの質問の意図をちゃんとくみ取ったか？　質問に対する回答は的確か？　をみさせてもらっています。私自身はこれで十分判断できると考えています。

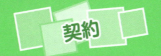

「異動は契約違反です！」と言われたら？

　ある日、亜美は斎藤看護部長に呼ばれました。亜美が管理する病棟の来年度の体制について打ち合わせをするためです。その中で、中途採用の藤原さんの異動の話が出ました。部長から「本人に打診しておくように」と言われたので、さっそく亜美が本人へ話をしたところ、藤原さんは「『配属希望を優先します』と言われて採用されたんです。私はこの病棟の仕事以外をする気はありません。それは契約違反です！」とすごい剣幕で騒ぎ出しました。聞けば、「契約書も渡されていません」と言うので、亜美が「人事から来たあなたの採用の通知には、"看護師として採用"としか明記されていなかったわ」と説明しましたが、それでも収まりません。やれやれどうしたものかと困る亜美でした。

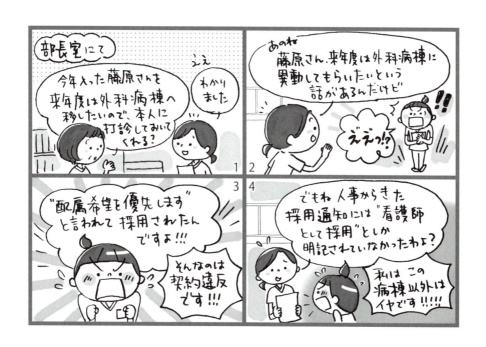

根拠法令・判例等

■労働基準法

・第15条（労働条件の明示）

使用者は、労働契約の締結に際し、労働者に対して賃金、労働時間その他の労働条件を明示しなければならない。この場合において、賃金および労働時間に関する事項その他の厚生労働省令で定める事項については、厚生労働省令で定める方法により明示しなければならない。

■労働契約法

・第4条（労働契約の内容の理解の促進）

2項　労働者および使用者は、労働契約の内容（期間の定めのある労働契約に関する事項を含む）について、できる限り書面により確認するものとする。

・第7条（労働契約の成立）

労働者および使用者が労働契約を締結する場合において、使用者が合理的な労働条件が定められている就業規則を労働者に周知させていた場合には、労働契約の内容は、その就業規則で定める労働条件によるものとする。ただし、労働契約において、労働者および使用者が就業規則の内容と異なる労働条件を合意していた部分については、第12条に該当する場合を除き、この限りでない。

※「第12条」は48ページに掲載

■判例

・東亜ペイント事件：最高裁1986（昭和61）年7月14日判決
・大成会福岡記念病院事件：福岡地裁1983（昭和58）年2月24日判決
・国家公務員共済組合連合会事件：仙台地裁1973（昭和48）年5月21日判決
・金井学園福井工大事件：福井地裁1987（昭和62）年3月27日判決
・ヤマトセキュリティ事件：大阪地裁1997（平成9）年6月10日判決
・東京アメリカンクラブ事件：東京地裁1999（平成11）年11月26日判決
・東京サレジオ学園事件：東京高裁2003（平成15）年9月24日判決

※それぞれの判旨は「資料編」の220ページに掲載

　　この事例のような人事異動時のクレームは、中途採用の人に多いかもしれませんね。中途採用の場合、「こういった仕事」と募集要項に書かれていて、「それができるなら」と応募される人も多いでしょうし、明確な目的意識に基づいて応募される人も多いので、仕事内容が明確でない募集の場合は、面接時に必ず「自分はどのような仕事をするのか？」と確認しているものです。その仕事（業務）をしている間はよいのですが、いきなり別の部署や別の仕事（業務）へ人事異動となると（まあ人事異動は急なものです

が)、「自分は当初に言われた仕事ができるから入職したんだ」とか「採用されて何の仕事をするのか確認したのに、『違う仕事をせよ』というのは契約違反だ!」と言われる羽目になります。本人には理解してもらえるようきちんと説明し説得していくことになるのでしょうが、法的にはどうなのでしょうか? 「業務命令です」と言い切ってしまえるのでしょうか? このあたりを確認していきたいと思います。

● あなたの病院では労働条件を明示・周知しているか

　さて、皆さんは今の病院に雇用されるときに、労働契約書を受け取られたでしょうか? 「えっ! 何それ?」と思われた人は、入職時に受け取った書類を今一度チェックしてみましょう。実は労働基準法第15条で、労働契約を締結する際には労働条件を「明示」することになっています。さらに労働契約法第4条第2項には「できる限り書面にて確認する」よう記されています。ここが一番もめるところなんですよね。「賃金が違う」「休みが違う」「労働時間が違う」などはよくあることですが、「仕事内容が違う」「異動があるとは聞いていない」などもよく起こることです。

　そもそも労働契約は「諾成契約」といって、契約当事者が「いいですよ」と合意するだけで契約が成立したとするもので、口頭でも合意すれば契約成立となります。しかし労働契約は一方の契約当事者(もちろん病院です)の力が強いので、両者が対等の立場で契約を結べるよう、使用者側(つまり病院)をさまざまに制限する内容が定められています。「契約内容をきちんと示しなさい」というのも、その制限のひとつです。さらに、それでももめごとが多いので、「ちゃんと文書にせよ」と決められているわけです。

　そう決まっていればもめることは少ないのではと思われるかもしれませんが、いやいやコトはそんなに簡単ではないのです。それは「労働条件が契約とは違う」という訴訟が多く、判例も豊富にあることからも推測できます。今回の事例のような人事異動(配置転換や転勤など)に関する判例も、そこそこ存在します(判例がそこそこあれば、この原稿を簡単に書けると思っていた私はバカでした。その判例の内容を見ると、労働者側が勝訴したり、反対に使用者側が勝訴したりとさまざまです。どうやらいくつかのパターンに分かれていることがわかりました。厄介なものに手を出して「しまった」と思っています)。

　日本の雇用習慣は、労働契約でその労働条件、仕事の内容、与えられる権限などなどをきちんと詳細に定めて行うというものではありません。それゆえ労働契約法第7条の規定があります。これは、労働契約の内容(労働条件など)は、合理的な就業規則があり、労働者に周知していればその就業規則で定められたものになるということを明記しています。簡単に言えば、労働契約に示されていない労働条件でも、その病院で働く労働者(つまりこれから働くあなたも含まれます)に周知していれば、自動的に労働条件となり、当の本人はそれに捺印すれば合意したことになるのです。ポイントは、「周知している」就業規則というところでしょう。「周知」を国語辞書で調べると、たいてい「広く知らしめること」となっています。「広く知らしめているからあなたも知っている

でしょう。だからいちいち契約書には書きませんね」というわけです。労働者からすれば、「その規定は知っていますが、理解していませんでした」と言ってもあとの祭りとなりかねない話なのです。

さらに、就業規則にはたいていの場合、「必要に応じて人事異動を行える」と規定されているはずです。仮にその条項がなくても、①人事異動に業務上の必要性が存在すること、②その人事異動がほかの不当な動機や目的（たとえばいじめや嫌がらせ）がないこと、③人事異動を受ける労働者に甘受すべき程度を著しく超える不利益を負わせないものであれば、使用者側の持つ人事権を発動しただけと解釈され、とくに法律違反ともいえないそうです（判例の東亜ペイント事件などより）。

ただし、労働契約法第7条の条文中のただし書きに注目です。これは、あらかじめ仕事内容を限定していたり、異動はしませんと決められていたりすれば（これが就業規則と違う内容であっても、合意している部分となれば）、一方的に人事異動するとは言えないということです。

● 人事異動が有効かどうかはケースバイケース！

先に、「判例はさまざまあっていくつかのパターンに分かれそう」と言いましたのは、実は職種限定採用であるかないかの判断が、状況によっていくつかあるためです。採用時に「職種限定採用」と明記されていれば何も問題にはなりませんが、そうでなかったケースでも職種限定採用であったとされたもの、そうでないとされたものとさまざまです。この問題を複雑にしているのはこのあたりかもしれません。

たとえば、特殊な技術・技能・資格を有する者には、職種限定採用であったと認められるケースが多いようです。判例では、検査技師、看護師、大学教員で認められたケースがあります（大成会福岡記念病院事件、国家公務員共済組合連合会事件、金井学園福井工大事件など）。また、業務の系統を越えて異動させた場合に、その人事異動は無効とされたケースがあります。ヤマトセキュリティ事件では、英語堪能を条件に採用された秘書を警備業務に配置転換したのは無効であると判断されました。英語堪能という条件からしても職種限定採用と判断されたわけです。

一方、同じ仕事に長期間従事していたからといっても、職種限定採用ではないとされたケースもあります（東京アメリカンクラブ事件、東京サレジオ学園事件など）。さらにこれと真逆の判断がされた判例も多数あります。なのでケースバイケースなのです。

さて、ではこの事例を検証してみましょう。採用時の話がどうなっていたかですが、職種限定（この場合、看護師という意味よりも、どこかの病棟限定という意味）で雇用しますと言っていれば、労働契約法第7条のただし書きが有効となりますので、本人の同意がない限り人事異動はできません。そのような合意が存在しない場合、同じ看護師の仕事ですし、本人がどうしてもダメ（その看護をすると精神的に参ってしまうなど）であったり、その人に辞めてほしいがために無理強いしているわけでもなく、その人事異動が著しく本人に不利益を与えることもないのであれば、就業規則に「人事異動す

る」と書かれていればベスト、そうでなくとも人事異動は可能であると判断できます。正直、今回の事例に書かれている情報だけでは何とも言えないのですが（申し訳ないですが、よい言い訳をさせてもらっています）、採用時に「希望を聞く」と言ったのは初期の配属だけのように感じられます。当初から違う部署へ配置しているわけでもなく、その部署に限定しますと言っているようでもありませんので、人事異動を「業務命令です」と言い切ってしまっても問題はなさそうです。ただしいくら法律的には問題がなくても、「じゃあ、辞めます」と言われて困るのであれば、何らかの譲歩が必要となるのは、法律問題とはまた別の問題になりますよね。

今回のまとめ

- **労働契約に盛り込まなければならない事項を知っておこう**（「労働基準法施行規則第5条」には下記が定められている）。

①労働契約の期間に関する事項
②期間の定めのある労働契約を更新する場合の基準に関する事項
③就業の場所および従事すべき業務に関する事項
④始業および終業の時刻、所定労働時間を超える労働の有無、休憩時間、休日、休暇ならびに労働者を2組以上に分けて就業させる場合における就業時転換に関する事項
⑤賃金（略）の決定、計算および支払いの方法、賃金の締め切りおよび支払いの時期、ならびに昇給に関する事項
⑥退職に関する事項（解雇の事由を含む）
⑦退職手当の定めが適用される労働者の範囲、退職手当の決定、計算および支払いの方法、ならびに退職手当の支払いの時期に関する事項
⑧臨時に支払われる賃金（退職手当を除く）、賞与および（略）賃金、ならびに最低賃金額に関する事項
⑨労働者に負担させるべき食費、作業用品その他に関する事項
⑩安全および衛生に関する事項
⑪職業訓練に関する事項
⑫災害補償および業務外の傷病扶助に関する事項
⑬表彰および制裁に関する事項
⑭休職に関する事項

※ただし⑦〜⑭については、使用者がこれらに関する定めをしない場合においては、この限りではない。

- **労働契約はできる限り書面で締結する。**
- **労働条件は、労働契約で別途合意事項がない限り、就業規則の労働条件があてはめられる。**
- **人事異動条項は就業規則に盛り込んでおくのがベストである。**

労働契約には「従事すべき仕事」を明示する必要があるにもかかわらず、盛り込まなければならない項目に人事異動はありません。ですから「私の仕事はこの仕事」と思い込み、人事異動を受け入れられないと思う人もいるでしょう。法的に決められていなくても、人事異動のことも盛り込んでおくことは必須かもしれません。

> **問題解決の糸口をつかむためのアドバイス**

　この事例の解決ポイントは、採用時に「人事異動を行わずにその業務をやらせる」という約束があったかどうかでしょう。文書になければ「言った」「言わない」の水掛け論になってしまいます。この事例はまさに水掛け論になっているわけですから、その採用時の状況を一つひとつひも解くしかないでしょう。

　労働契約書に「人事異動はしない」と書かれていなければ、あとは口頭の約束があったかどうかです。そういった意味で『今回のまとめ』に示した「労働契約に盛り込まなければならない事項」が、その契約に盛り込んであるかどうかをチェックします。今回のケースは契約書はないようですから、契約に盛り込まなければならない事項を本人が聞いているか、認識しているかを一つひとつ確認していく作業を上司としても行わざるを得ませんよね。これらの義務づけられている項目を説明していないのであれば、「状況としては人事異動もありますよ」なんてことを言っていない可能性が大です。そうであればいったん契約の話は引っ込めて、「人事異動は能力アップやキャリア形成に生かせるものだから、ぜひ積極的に活用しようよ」というアプローチでの説得が有効だと思います。

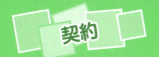

パートさんに無期労働契約への転換を求められたら？

　パート看護師の富竹さんが相談したいことがあるというので、面談する亜美。「初契約から今年の1月で5年経ちました。次の契約更新時には無期労働契約への切り替えをお願いします」と富竹さん。「えぇっ？　今まで1年ごとの更新だったよね」と言う亜美に、「師長ご存知ないんですか？　有期契約を5年更新して、6年目の更新までに無期労働契約の申し込みをしたら、そうしなければならないんですよ」と言います。亜美が目を白黒させていると、さらに「今の契約の労働時間を正職員の人と同じにしたら、同じお給与をもらえますか？　正職員と同じ仕事をしてるのにお給与が安いなと思っていたんですが、同じ時間にして契約も無期になれば正職員と同じですよね」とのことです。亜美はますます何のことかわからず、めまいがしそうです。

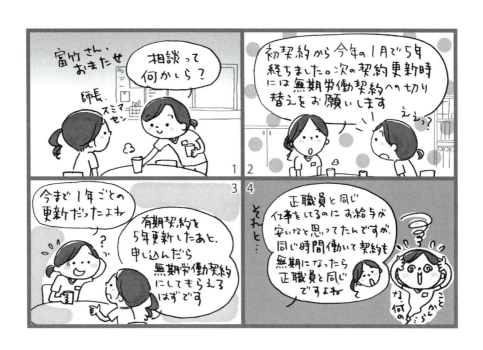

根拠法令・判例等

■労働契約法

・第18条（有期労働契約の期間の定めのない労働契約への転換）
同一の使用者との間で締結された2以上の有期労働契約（契約期間の始期の到来前のものを除く。略）の契約期間を通算した期間（略）が5年を超える労働者が、当該使用者に対し、現に締結している有期労働契約の契約期間が満了する日までの間に、当該満了する日の翌日から労務が提供される期間の定めのない労働契約の締結の申し込みをしたときは、使用者は当該申し込みを承諾したものとみなす。この場合において、当該申し込みにかかる期間の定めのない労働契約の内容である労働条件は、現に締結している有期労働契約の内容である労働条件（契約期間を除く）と同一の労働条件（当該労働条件〔契約期間を除く〕について別段の定めがある部分を除く）とする。

・第19条（有期労働契約の更新等）
有期労働契約であって次の各号のいずれかに該当するものの契約期間が満了する日までの間に労働者が当該有期労働契約の更新の申し込みをした場合、または当該契約期間の満了後遅滞なく有期労働契約の締結の申し込みをした場合であって、使用者が当該申し込みを拒絶することが、客観的に合理的な理由を欠き、社会通念上相当であると認められないときは、使用者は、従前の有期労働契約の内容である労働条件と同一の労働条件で当該申し込みを承諾したものとみなす。
※「次の各号（1号、2号）」は「資料編」の218ページに掲載

・第20条（期間の定めがあることによる不合理な労働条件の禁止）
有期労働契約を締結している労働者の労働契約の内容である労働条件が、期間の定めがあることにより同一の使用者と期間の定めのない労働契約を締結している労働者の労働契約の内容である労働条件と相違する場合においては、当該労働条件の相違は、労働者の業務の内容および当該業務に伴う責任の程度（以下この条において「職務の内容」という）、当該職務の内容および配置の変更の範囲その他の事情を考慮して、不合理と認められるものであってはならない。

■パートタイム・有期雇用労働法

・第8条（不合理な待遇の禁止）
・第9条（通常の労働者と同視すべき短時間・有期雇用労働者に対する差別的取り扱いの禁止）
※「第8条、9条」は125ページに掲載

このケースはいくつかの問題が絡んでいますので、整理して説明しましょう。1つは「無期労働契約への切り替えを求めることができる」という点で、もう1つは「同じ仕

事をしているのにお給与が安いと感じている」という待遇の点です。このように要素に切り分けて考えれば、問題の姿が見えてきますよね。

無期労働契約への転換の仕組み

では、前者の「無期労働契約への切り替えを求めることができる」という部分です。2012（平成24）年8月10日に公布され、2013（平成25）年4月1日に施行された労働契約法の条項に、「有期労働契約が反復更新されて通算5年を超えたときは、労働者の申し込みにより、期間の定めのない労働契約（無期労働契約）に転換できる」とあります。2013（平成25）年4月1日から通算5年を超えた時点は2018（平成30）年4月1日以降となりますので、それ以降に、「その次の契約時には無期労働契約に転換してほしい」と労働者が申し出れば、使用者が申し込みを承諾したものと自動的にみなされ、その申し込みをした期間の有期労働契約が終了した翌日から無期労働契約に転換されるというものです。最初の期限つきの労働契約をしてから5年を超えたときに無期転換の権利が発生するとなっていますから、5年経ったらそのときからではなく、**図-1** の例でもわかるように、1年ごとの契約でしたらその次の6年目の契約からとなりますし、3年契約でしたら2回目の契約時に無期転換できるわけでなく、2回目の契約後の契約から無

図-1 無期転換の申し込みができる場合[1]

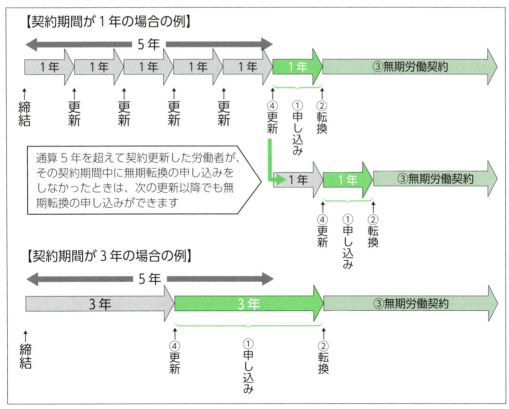

期転換できるというわけです。さらに、労働者側から「申し込み」をしなくては無期転換は起こりません。でも、**図-1**でわかるように、5年超えたときの契約期間中に申し込みをしなくても、その次の更新以降でも無期転換の申し込みはできるとのことです。

つまり、パート職員を労働の繁閑に合わせて雇用調整できる労働力と思う時代は終わったということです。これからは、本当に一時的に労働力を補う意味で使うことになります。ずっと必要とするなら、「雇用期間を区切る必要はないでしょう。ずっと雇っていなさい」ということですよね。

雇い止めで無期労働契約への転換を阻止できる？

安い労働力としてパート職員をうまく使ってやろうと思っている使用者がいたとしましょう。5年経ったら労働者からの申し込みにより無期雇用にしなくてはいけないのなら、①申し込まれても5年目の契約で有期労働契約を更新しない、②直近はまずいので、1年前や2年前の有期労働契約を持って更新しないとする（①も②も「雇い止め」と呼んでいます）、③雇用契約を締結する際に、無期転換を申し込まない条件で採用する、といったことが想定されます。しかし、安心してください。通常はこれらを行うことは不可能です。

①の場合は、やむを得ない事由がある場合を除き、有期労働契約の途中で解約はできない（労働契約法第17条）ようになっています。仮に有期労働契約の途中で雇い止めとなっても、無期転換の申し込みをしていれば、無期労働契約（始期付無期労働契約というらしいです。難しい言葉を使いたがりますねぇ）を解約（つまり解雇）することはできないとなっています。さらに、この始期付無期労働契約を解約しようとすると、「客観的に合理的な理由を欠き、社会通念上相当であると認められない」場合には、権利濫用に該当するものとして無効となる（労働契約法第16条）ので、無期転換させたくない理由でその契約を解約するのは、合理的な理由といえず無効となる可能性大です。

②の場合は、労働契約法第19条に規定されている「雇い止め法理」により、「使用者が当該申し込みを拒絶することが、客観的に合理的な理由を欠き、社会通念上相当であると認められないときは、使用者は、従前の有期労働契約の内容である労働条件と同一の労働条件で当該申し込みを承諾したものとみなす」となっており、その雇い止めは無効とされるケースがあります。まあ、これも無期転換したくないという理由は、合理的な理由とはとても思えませんね。

③の場合は、厚生労働省のリーフレット『労働契約法改正のポイント』[1)]で、「無期転換を申し込まないことを契約更新の条件とするなど、あらかじめ労働者に無期転換申込権を放棄させることはできません」とあり、「法の趣旨から、そのような意思表示は無効と解されます」だそうです。

ところで、無期労働契約となった労働者の労働条件はどうなるのでしょうか？　これは、労働契約法第18条に明記されています。「無期労働契約の労働条件（職務、勤務地、賃金、労働時間など）は、別段の定めがない限り、直前の有期労働契約と同一となりま

す。別段の定めをすることにより、変更可能です」とのことです。労働条件を変える必要がないって疑問に思いません？　無期労働契約になったら正職員と同じになる？と思う人もいるのではないでしょうか？　この条文は、不利益な労働条件となることを防ぐ意味でつくられたのではないかと想像できます。前出のリーフレットには「無期転換にあたり、職務の内容などが変更されないにもかかわらず、無期転換後の労働条件を低下させることは、無期転換を円滑に進める観点から望ましいものではありません」とありますので、それを防ぐ役割を持たせたと解釈しています。

待遇の違いに関する話は……？

次は2つ目です。「同じ仕事をしているのにお給与が安いと感じている」について、考えてみましょう。といえば皆さんはもうお気づきのことと思いますが、こちらは別項（124ページ）で説明している「同一労働同一賃金」の話となります。労働契約法第18条に記されている内容は、「職務が変更されないなら労働条件も変えるな」でした。職務が変更されていれば、本人の合意、もしくは合理的な就業規則にのっとり、変更できるということになります。さらに、労働契約法第20条には、「有期契約労働者と無期契約労働者の間で、期間の定めがあることにより不合理に労働条件を相違させてはいけない」と定められています。その労働条件を決めるのは、これまた「同一労働同一賃金」の項でも説明しているように、雇用身分でも雇用契約の長さでもなく、その業務内容と取るべき責任の大きさなどになります。

今回のまとめ

- 有期労働契約が反復更新されて通算5年を超えたときは、労働者の申し込みにより、期間の定めのない労働契約（無期労働契約）に転換できる。
- 使用者は、やむを得ない事由がある場合を除き、有期労働契約の途中で解約はできない。
- 無期転換の申し込みをしていれば、その有期労働契約が雇い止めとなっても、無期労働契約の解約はできない。
- 無期労働契約（始期付無期労働契約）を解約しようとすると、「客観的に合理的な理由を欠き、社会通念上相当であると認められない」場合には、権利濫用に該当するものとして無効となる。
- 使用者が無期転換の申し込みを拒絶することが、客観的に合理的な理由を欠き、社会通念上相当であると認められないときは、使用者は、従前の有期労働契約の内容である労働条件と同一の労働条件で当該申し込みを承諾したものとみなす。

　短時間労働者といえども長期間必要とするのであれば、次の雇用契約があるかないかわからないような雇用のしかたで不安定な労働者とするのでなく、本人が望めば「期間の定めのない雇用」として雇用の安定を図るというのがこの法の趣旨です。そのため、がちがちに規定されているのもうなずけます。

> **問題解決の糸口をつかむためのアドバイス**

さて、私たち管理職が気をつけておくことはあるのでしょうか？ 雇用期限に定めのないパート職員が生まれてくるわけです。当面（同一労働同一賃金が施行されるまで）は、パート職員の働き方が大きく変わるわけではないかもしれません。しかし、私たち管理職もまさに「パートさんだから（しかたがない？とか、それで十分？とか）」という考え方を捨てなければならない時代がやってきたと認識しておきましょう。

国は、労働者のさまざまな働き方を容認する方向で動いています。その理由は、本書のあちこちで述べているように、働ける者はすべて働けるようにして国力の低下を防ぎたいというところからきています。つまり、仕事を管理し人を管理する者としては、複雑にバリエーションの増える「働き方」を生かす方向で、仕事を組み立てる必要に迫られていると理解しましょう。午前中しか働かないパート職員だから「任せられない」ではなく、「午前中はこのパートさんにこの業務を担当してもらうことで、午後はこの正職員をシフトさせて遅日勤をしてもらい、夕方の人手がいるところを充足させよう」といったように、チームの一員として業務の一翼を担う戦力としてとらえていく考え方の変革が求められています。管理職には、ジグソーパズルを解くように人と業務の組み立てを行っていく能力が、今後ますます求められていくようになります。ましてや、国は外国人労働者の導入や、65歳を超え70歳まで働けるような環境整備を進めています。ジグソーパズルはより細分化して難しくなりますが、難しくなるだけに完成したらその充実感はたいへん大きくなると思います。頑張りましょう。

●引用参考文献
1）厚生労働省．労働契約法改正のポイント．2012（平成24）年11月．https://www.mhlw.go.jp/seisakunitsuite/bunya/koyou_roudou/roudoukijun/keiyaku/kaisei/dl/h240829-01.pdf （2019年7月19日閲覧）

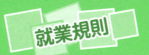

病院は就業規則で何でも決められる？

　亜美は、現在、子育て中のため短時間正職員として働いている部下の加藤さんから「この前、学校時代の友人に会っていろいろ話をしていたのですが、病院によって育児中の看護師の働き方が違うみたいですね。友人の病院は1時間の短縮勤務だそうです。私はこうして正職員のまま短時間勤務を認めてもらっていてありがたいですが、これって病院ごとに決めてしまっていいものなのですか？」と聞かれました。亜美自身も「病院が認めればどんな働き方でもOKなのかしら？」と疑問に思いました。

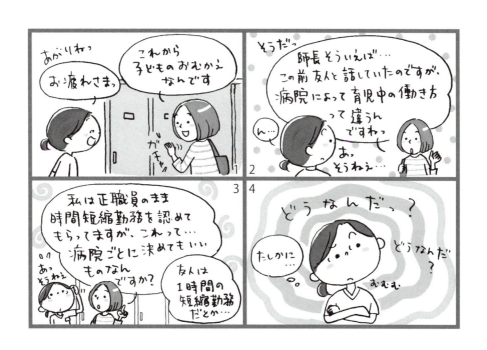

根拠法令・判例等

■**労働基準法**

・第13条（この法律違反の契約）

この法律で定める基準に達しない労働条件を定める労働契約は、その部分については無効とする。この場合において、無効となった部分は、この法律で定める基準による。

・第92条（法令および労働協約との関係）

就業規則は、法令または当該事業場について適用される労働協約に反してはならない。

・第93条（労働契約との関係）

労働契約と就業規則との関係については、労働契約法（略）第12条の定めるところによる。

■**労働契約法**

・第12条（就業規則違反の労働契約）

就業規則で定める基準に達しない労働条件を定める労働契約は、その部分については、無効とする。この場合において、無効となった部分は、就業規則で定める基準による。

■**労働組合法**

・第16条（基準の効力）

労働協約に定める労働条件その他の労働者の待遇に関する基準に違反する労働契約の部分は、無効とする。この場合において無効となった部分は、基準の定めるところによる。労働契約に定がない部分についても、同様とする。

■**資料**

・厚生労働省（2019〔平成31〕年4月更新版）「知って役立つ労働法　働くときに必要な基礎知識」
（https://www.mhlw.go.jp/content/000507287.pdf）

● 各病院の労働条件の違いについて

　皆さんは、あちらの病院こちらの病院と知り合いが増えるにつれ、いろいろと勤務条件のことを情報交換していませんか。今どきの看護師さんは、給与明細を見せ合うことまでするようですね。当院でもときどき「同期なのに給与が違う」と言ってくる看護師がいます。能力評価をしている病院であれば、違って当たり前なのですが……。

　しかし「労働条件が違う」というのは、一概に「病院の制度が違うから」だとは言え

ない面があります。個々の病院ごとに決めても問題のない部分については、雇用施策上、他院と違う特長を出そうとして定めているものもあるでしょうし、法律上しなくてはならない部分ができていないということもあるでしょう。それに、ひょっとすればこれが最も多い理由かもしれませんが、職員に正確に伝わっていないということもあります。

この事例は、「それぞれの病院で違うんです」と言ってしまえば「それまで」なのでしょうか？　これで終わっては、皆さんから「な〜んだ。お金を出して買ったのだから、もっとちゃんとした内容にしてよ」とお叱りを受けそうですね。ではここから、ちょっと役に立つ情報をお伝えしましょう。

労働法と就業規則の優先順位は？

労働関係の法律にはさまざまなものがありますが、この見出しからもお察しの通り、やはりそのなかにも優先順位があり、その範囲内で優先順位の低いものは規定をつくることができます。そのためこの事例の結論は、「病院が何でも決めることができるわけではない」となります。そこで、どのような優先順位があるのかを知っておいていただくと、「就業規則とは何か」を理解しやすいかもしれません。

私たちの労働条件を定めるものには、「労働基準法」「労働契約法」「労働協約」「就業規則」「（個々の）労働契約」があります。このなかでは「労働協約」が聞き慣れない言葉だと思います。「労働協約」とは、厚生労働省のハンドブック『知って役立つ労働法 働くときに必要な基礎知識』によれば、「労働組合と会社との間の約束のことをいい、双方の記名・押印等がある書面で作成された場合にその効力が発生する」とのことです。労働条件も、使用者と労働組合が話し合って合意したものは、労働協約となります。

さて、ではこれらの労働条件を定めるものは、どのような優先順位となるのでしょうか。1つずつ検証してみましょう。

労働基準法第13条は「この法律で定める基準に達しない労働条件を定める労働契約は、その部分については無効とする。この場合において、無効となった部分は、この法律で定める基準による」となっていますので、「労働基準法＞（個々の）労働契約」。

労働基準法第93条に「労働契約と就業規則との関係については、労働契約法（略）第12条の定めるところによる」とあり、その労働契約法第12条で「就業規則で定める基準に達しない労働条件を定める労働契約は、その部分については、無効とする。この場合において、無効となった部分は、就業規則で定める基準による」とあるので、「就業規則＞（個々の）労働契約」。

労働基準法第92条によると「就業規則は、法令または当該事業場について適用される労働協約に反してはならない」ので、「労働協約＞就業規則」。

労働組合法第16条で「労働協約に定める労働条件その他の労働者の待遇に関する基準に違反する労働契約の部分は、無効とする。この場合において無効となった部分は、基準の定めるところによる」とあるので、「労働協約＞（個々の）労働契約」。

よって、整理すれば、「労働基準法＞労働協約＞就業規則＞（個々の）労働契約」の

順に効力があるということになります。労働基準法と労働協約の優先順位を「労働基準法＞労働協約」としましたが、これは、労働協約はあくまで労働者と使用者の契約であり、合意すれば力を持つとされているので、やはり法が優先されるということです。

　ちなみに、労働基準法と労働契約法はどちらも法律ですので、この2つに上下関係はありません。あえて言うとすれば、労働契約法は労働契約について、労働基準法における曖昧な部分を明文化したものですので、労働基準法のほうがちょっと上？（誤解されそう！）かもしれません。

今回のまとめ

- 私たちの労働条件を規定する法律の優先度合いは、「労働基準法＞労働協約＞就業規則＞（個々の）労働契約」である。

　このことから、上位の法律や規定に反しない範囲であれば、就業規則を自由に（この言葉も誤解を生みやすいですね。自由に決められるのですが、就業規則にするにはいろいろ難しい手続きが必要ですから、「自由を謳歌する」という意味の自由ではありません）決めることができます。

　この事例に出てくる育児中の働き方の違いは、主人公の亜美が働く病院は、ワーク・ライフ・バランス勤務を実現できる「短時間正職員制度」で短時間勤務を実現しており、加藤さんの友人の病院は「育児・介護休業法」で義務づけられている短縮勤務を使うようにしているということでしょう。

問題解決の糸口をつかむためのアドバイス

　この案件では、師長が就業規則をつくることはないでしょうから、つくるにあたっての注意事項は必要なく、とくに解決のためのアドバイスもなさそうですね。せいぜい、就業規則が上位規定と矛盾していないかどうかがポイントといえるでしょう。

　また、病院が「短時間正職員制度」を導入しても、「育児・介護休業法」に基づいた措置をとっても、どちらも問題はありません。しかし短時間正職員制度を導入していても、育児・介護休業法で定められた義務は病院として負わなければなりません。この点は、その内容をよく知らなければ「どうして？？？」ということになります。たとえば、短時間正職員制度で、週休2日、土日を必ず休める勤務をしている人が、勤務日に短縮勤務を求めることは可能で、求められれば与えなくてはなりません。「短時間正職員で働いているのに厚かましい（？？）」なんて思いを持ってしまうかもしれませんが、これも正当です。本当に、知っていないと困ること（師長から見れば）が多いですね。

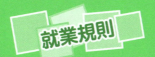

なぜ就業規則に従う必要があるの？

　インフルエンザの季節となり、亜美の病棟でも何かと忙しく、スタッフの時間外労働も増えがちです。この前も斎藤看護部長から「時間外労働が多くなっているので、業務の進め方を見直してください」と指示がありました。そんな中、今日も亜美の病棟では日勤が終わっても業務が終了しそうにもない状況です。亜美はしかたなく、榊原さんと岩谷さんに残業の指示を出しました。すると榊原さんが「この残業は、合理的な理由がないのでできません」と言います。亜美が「就業規則では、時間外労働は命令できることになっていますよね。残業してください」と言っても、榊原さんは「では、就業規則に従わなければならない法的根拠を教えてください」と言ってきます。亜美は頭を抱えてしまいました。

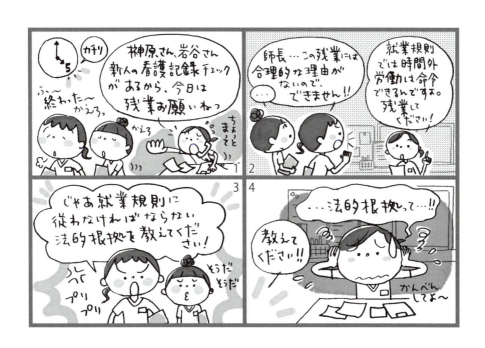

根拠法令・判例等

■判例
- 秋北バス事件：最高裁1968（昭和43）年12月25日判決
- 電電公社帯広局事件：最高裁1986（昭和61）年3月13日判決
- 日立製作所武蔵工場事件：最高裁1991（平成3）年11月28日判決
- フジ興産事件：最高裁2003（平成15）年10月10日判決

※それぞれの判旨は「資料編」の220～221ページに掲載

スタッフの屁理屈には理屈で返そう

　この事例の榊原さんのように、「就業規則に従わなければならない法的根拠を教えてください」と言ってくる人って、皆さんの部下にもいましたか？　こんな部下が1人でもいると困っちゃいますよね。「う～む！　法的根拠を示せか……」というところでしょうか。

　やれやれ本当に困ったチャンですが、これは結構難しい法理（注：新明解国語辞典〔第五版〕によれば「法律の原理」とのこと）論争があり、判例が出てやっと考え方の指針ができたほどの難題なんです。

　そう聞くと、「そんなことわからないわ」と言いたくなるでしょうが、この事例にもあるように、日常の勤務中にふと疑問に思ったことが、簡単な言葉で質問されているともいえます。子どもが「なぜ地球は丸いの？　月も丸いの？」と尋ねるようなものですが、こういった疑問に「これこれこうですよ」と理屈立てて説明できてこそ、信頼される上司となり得ます。

　相手が（屁）理屈でくるなら、皆さんは理屈でちゃんと返しましょう。ではどのような理屈があるのか、ちょっと「目」を拝借します。

判例で示された就業規則に従う必要性

　法律には、「就業規則に従え」とはどこにも記されていません。では、どうして就業規則を守る必要があるのでしょうか？　こんなことを部下が知れば、「それやっぱり、法的根拠はなかったんだ。就業規則もただ病院が決めたルールなのだから、承服しがたいことがあれば、従えないと言えばいいんだ」なんて言い出すでしょうね。

　いやいや、大丈夫。ちゃんと法律と同様に扱える「判例」が存在します。それは「秋北バス事件」です。この内容は、過去、法律の世界で非常に大きな問題として、偉い先生方がさまざまに議論してきたものであるようです。そして司法として、一定の方向性を示したのがこの判決だそうです。

この事件は、秋北バスという会社で、それまで就業規則で定めがなかった役職者の定年年齢を、あるとき55歳と定め、その対象となる人（つまり55歳以上の人）を解雇しました（人事マンとしては、これを解雇というのはちょっと引っかかります。就業規則に従い「定年とした」と言いたいですね）。この件について、就業規則が変わったからといって不利益な変更に甘んじなければならないのか、という点が争点になったわけです。

　判決では、「就業規則は社会的規範を示しているとともに、その内容に合理性があれば法的規範性も備わっている」としています。つまり就業規則は、合理的である限り、法律と同様の効力を発揮するということです。この判決は、一定の合理性があれば就業規則は法的規範性を備え得るとしたことが画期的なわけです。このことで、法的にも就業規則に従う必要性がはっきり示されたとされています。このほかにも同じような判決がいくつかの判例で示されています（電電公社帯広局事件、日立製作所武蔵工場事件など）。

　しめしめ、やったーですね。これで「就業規則は守らないといけないよ」と言えますよね。しかしここで喜ぶのはまだまだ早いのです。判決では、「その内容に合理性があれば」と条件がついていました。秋北バス事件では、役職者以外は50歳定年と明確になっていた、激変緩和処置が取られていた、再雇用制度も運用されていた、などがあって合理的と認められました。

　では、合理的であるかないかについては、どう判断すればいいのでしょうか。まず、就業規則が職員に周知されていること（フジ興産事件より）が条件になるそうです。そもそも労働条件は、労働者と使用者が対等の立場で個別に定めるものですが、たくさんの労働者と個別に定めることは不可能に近いです。そこで就業規則というかたちで、その労働条件を定めることが慣習的になっている必要があるそうです。そのためには就業規則の効力の発生が必要です。それを示したのがフジ興産事件の判例です。

　就業規則が職員に周知されているうえで、その業務の必然性が合理的であるかどうかなので、病院の場合、看護業務を行うために残業を行ってくださいという就業規則の合理性は十分あるかと考えます。この事例は、「だから就業規則には従う必要がある」といえます。

> **今回のまとめ**
>
> ・就業規則は病院内のルールのように思えるが、一定の合理性を持って成立していれば、「社会的規範」となるだけでなく「法的規範」性も持ち得る。
> 　社会的規範とは、「組織のなかで守られるべきルールや価値観」です。法的規範とは、「法律で定められるルールや価値観」です。就業規則は合理的であればその両方を備えるので、従わなければならないのです。

問題解決の糸口をつかむためのアドバイス

こうやって法律の問題をひも解き、「なるほど、こんな根拠があるからこう言えるんだ」とわかれば、がぜん自信がみなぎってくるのではないでしょうか。理屈がわかれば、あとは部下にきちんと順序立てて説明してあげるだけです。理屈がよくわかればわかるほど自信がつきますので、説得力のある説明となるでしょう。

今回説明した内容について、私も改めてインターネットで検索してみましたが、簡単に発見できました。コツは、まず「就業規則　法的根拠」などのキーワードで検索すると、複数のサイト（おもに社会保険労務士さんたちのウェブサイトか労働組合のウェブサイト）が引っかかりますので、その解説や説明にある「法律の条文・条項」「判例」を見つけます。さらに、その発見した「法律の条文・条項」「判例」をキーワードにして再度検索し、その「条文・条項」「判例」の解説を読む、というところでしょうか。ただし、1つのウェブサイトで解説してあったからといって、それを鵜呑みにしないでください。解釈のしかたで説明が違うものがあります。そして、おおもとの法律や判例は、国のデータベースで確認してください。これは、その内容が間違っていないかどうかの確認のためです。これらの手順をまとめると、**図-1**のようになります。

複数の解説を読んでいると、「主たる解釈はこうなんだ」というところが見えてくると思います。こうすると大きく間違えることなく、部下に胸を張って説明できるはずです。

図-1　インターネット検索の流れ

| たとえば「就業規則　法的根拠」をキーワードに検索 |

| 複数のウェブサイトが出てくるので、そこの解説や説明にある「法律の条文・条項」「判例」を見つける |

| 発見した「法律の条文・条項」「判例」をキーワードに再度検索し、出てきた「条文・条項」「判例」の解説を読む |

| さらにおおもとの法律や判例については、国のデータベース（法律はインターネット上に掲載あり。主な判例は裁判所のデータベースで検索）で確認する |

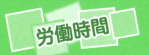

時間外労働って何？

　ある日、部下の笹山さんがやって来て、「師長！　私は自主的に遅くまで残って、委員会の議事録を作成したり、研究課題の調べ物をしたりして頑張ってきました。当然業務ですから時間外労働にしようとしたら、森主任に『それは時間外労働じゃないわよ！』と、時間外労働にしてはいけないと言われました。なぜですか？　おかしいんじゃないですか？」と言ってきました。どう答えればいいか悩む亜美です。

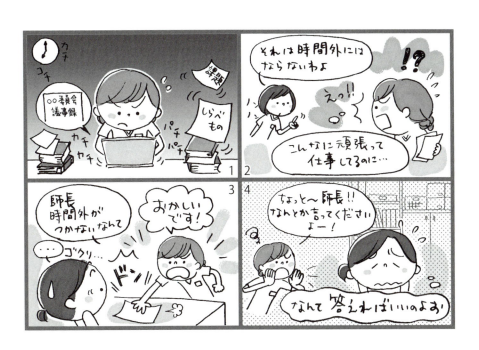

根拠法令・判例等

■**労働基準法**

・第32条（労働時間）

使用者は、労働者に、休憩時間を除き1週間について40時間を超えて、労働させてはならない。

2項　使用者は、1週間の各日については、労働者に、休憩時間を除き1日について8時間を超えて、労働させてはならない。

・第32条の2（労働時間）

使用者は、（略）労働組合、（略）労働者の過半数を代表する者との書面による協定により、または就業規則その他これに準ずるものにより、1カ月以内の一定の期間を平均し1週間当たりの労働時間が前条第1項の労働時間を超えない定めをしたときは、同条の規定にかかわらず、その定めにより、特定された週において同項の労働時間または特定された日において同条第2項の労働時間を超えて、労働させることができる。

・第32条の4（労働時間）

使用者は、（略）労働組合、（略）労働者の過半数を代表する者との書面による協定により、次に掲げる事項を定めたときは、第32条の規定にかかわらず、その協定で第2号の対象期間として定められた期間を平均し1週間当たりの労働時間が40時間を超えない範囲内において、当該協定（略）で定めるところにより、特定された週において同条第1項の労働時間または特定された日において同条第2項の労働時間を超えて、労働させることができる。

※「次に掲げる事項」「第2号」は「資料編」の217ページに掲載

・第36条（時間外および休日の労働）

使用者は、（略）労働組合、（略）労働者の過半数を代表する者との書面による協定をし、厚生労働省令で定めるところによりこれを行政官庁に届け出た場合においては、第32条から第32条の5まで、もしくは第40条の労働時間（略）または前条の休日（略）に関する規定にかかわらず、その協定で定めるところによって労働時間を延長し、または休日に労働させることができる。

まず、労働時間を理解しよう！

時間外労働があるなら、「時間内労働もある？」と思われた人はいますか？　時間外労働を理解するには、その前に「時間内労働（？）」を理解しておくほうが、よくおわかりいただけると思いましたので、今回はその「時間内労働（？）」についてのお話です。皆さんは、そもそも法律で労働時間が定められていることはご存知でしょうか？

正確に言うと、1週間、1日間に労働者を働かせてよい時間の上限が定められています。それが労働基準法第32条と第32条第2項です。

もし、この法律通りに労働時間が運用されたなら、「40時間／週÷8時間／日＝5日／週」となりますね。「私たちはうれしいけど、その通りにすると病院は運営できないじゃない！」と思われた人は、正解です。「うちの病院ではもっと働いているわ。じゃあ、法律違反しているの？」と思われた人、半分当たっているかもしれません。

法律通りに仕事をすると、たとえば朝9時にスタートした仕事をきっちり18時に終了し、かつそのなかで1時間、しっかりと休憩をとることになります。しかも週休2日。理想郷のようですね。これは法律で定められていますから、これ以上の時間を働くと法律違反で罰せられます。あっ、しまった、間違えました。「働くと」ではなく「働かせると」罰せられる、でした。本来は使用者（病院）が罰せられるのですが、管理職である師長の皆さんは経営者と一心同体ですから、残念ながら皆さんも罰せられるのです（少し脅かし過ぎですね）。

法定労働時間と所定労働時間

ちなみに、この法律で定められた労働時間を「法定労働時間」といいます。なお、就業規則や労働組合との協約などで、1日の労働時間を法定労働時間の8時間より短く設定している病院もあるかと思います。この労働時間を「所定労働時間」と呼びます。実は、所定労働時間を超えると時間外労働であると定めるかどうかは、各病院で決めることができ、なかには所定労働時間は7時間30分ですが、時間外手当は8時間を超えてからしかつかないというところもあります。一度よく就業規則をご覧になるか、給与明細を確認してみましょう。

少し話がそれましたが、看護に熱い情熱を持っている師長さんなら、「でもこれじゃあ、看護なんてできないわ！」と憤慨していることと思います。法律もその点、少しは考えていて、以下が用意されています。

1. ある条件下で、1週間、1日間の労働時間を少し長くしてもよい方法（これが俗にいう「変形労働時間制」です）
2. ある条件下で、この時間を超えて働いてもよい方法（これが俗にいう「時間外労働」と「休日労働」です）

これらの「ある条件下で」というのは、1は変形労働時間協定、2は三六協定（「サブロクきょうてい」といいます）で、職員の代表と交渉して「協定」を締結しなければならないのです。当院の師長なら「ああ、あの選挙で選んでいる職員代表のことね」と思い出すでしょう。皆さんの病院では、組合と協定しているかもしれませんね。とにかく変形労働時間制をとるには変形労働時間協定が、時間外労働や休日労働をするには三六協定が必須なのです。ちなみに変形労働時間制については労働基準法の第32条の2、第32条の4で、三六協定については同法の第36条で定められています（第36条に規定されているので、「三六協定」と呼ばれています）。

> **今回のまとめ**
>
> - 労働時間は労働基準法で決まっていて、1日8時間以下、1週40時間以下でなければならない。
> - それでは繁閑の激しい仕事は成り立たないので、変形労働時間制や、三六協定を締結して時間外労働を可能としたうえで時間外労働を行うことにより、対処することとなっている。
> - 三六協定は、時間外労働、休日労働を行うためには必須。これが締結されていなければ、そもそも時間外労働はできない。
> - 変形労働時間制は、総労働時間は増えないが、1日や1週間の労働時間を長くしたり短くしたりして、業務の繁閑に合う労働時間を設定する制度。
>
> 　労働時間は1日8時間、1週40時間以内と定められていて、これより多いと法律違反となることは理解いただけると思います。時間外手当は、使用者（病院）に対する罰則です。つまり管理職である皆さんに対する罰則でもあるのです。
> 　罰を受けなくてすむ特効薬は、部下の労働時間を短縮させることです。その1つの方法が変形労働時間制の活用です。皆さんの病院では、変形労働時間制をとっていますか？

問題解決の糸口をつかむためのアドバイス

　今回のアドバイスは、「時間外労働を減らすには変形労働時間制が結構使えますよ」という点です。忙しさは毎日一定ではないと思います。ある程度、曜日なり週なりで忙しいときが周期的にやってくる職場であれば、忙しいときに労働時間を長く、少し暇なときに労働時間を短く設定すると、トータルの時間外労働を削減できる可能性が高まります。まだ活用していない病院がありましたら、あちこちのウェブサイトで変形労働時間制とは何かを解説していますので、それらを参考に検討することをお勧めします。一例として、次のリーフレットを紹介しておきます。

- 厚生労働省・都道府県労働局・労働基準監督署「1年単位の変形労働時間制」
  https://www.mhlw.go.jp/new-info/kobetu/roudou/gyousei/kantoku/dl/040324-6a.pdf
- 厚生労働省・都道府県労働局・労働基準監督署「1か月単位の変形労働時間制」
  https://www.mhlw.go.jp/new-info/kobetu/roudou/gyousei/dl/140811-2.pdf

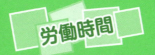

これって時間外労働？

亜美の部下の笹山さんは、いつもテキパキと仕事をこなします。委員会の活動にも積極的に参加し、委員長からも信任が厚い人です。ある日、亜美が「勤務時間とは何か」について勉強していると、笹山さんが亜美のところにやってきて、「いろいろ考えましたが、もう委員会は辞めます。時間外手当がつかないので、活動を熱心にしてもしかたがないですから」と言います。笹山さんは、終業時間後の委員会活動は、時間外労働になると思っているようです。亜美も委員会活動をいろいろとやっていましたが、時間外労働だという発想はありませんでした。「委員会は時間外労働じゃないわ」と思いながらも、どう説明をしたものやら、困り果ててしまいました。

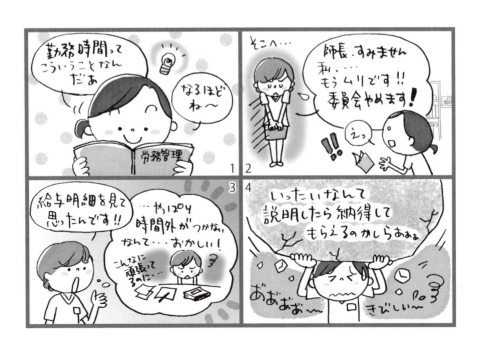

根拠法令・判例等

■判例
・三菱重工業長崎造船所事件：最高裁2000（平成12）年3月9日判決
・大星ビル管理事件：最高裁2002（平成14）年2月28日判決
※それぞれの判旨は「資料編」の221ページに掲載

時間外労働の条件とは？

　皆さんに質問です。定められた労働時間を超えて仕事をすると、それはすべて時間外労働だといえるのでしょうか？「そうなんじゃないの？」と思われたあなた。実は、すべてが時間外労働とはいえないのです。これが最初の「びっくり！」です。

　時間外労働には条件があります。それは、「その労働が勤務であること」です。では、お尋ねします。勤務とは、いや勤務である労働時間とは何でしょうか？　何を勤務である労働時間というのでしょうか？　これをスパッと回答できる人は、師長として合格だといえると思います。

　私たちは、対価が発生する・しないにかかわらず、仕事をしている時間の総称として「労働時間」という言葉を使っています。しかし労働時間とは、判例などから一般的に「労働者が病院との間で締結した労働契約（労働者が労働力を提供し、賃金を受ける）に基づき、使用者の指揮命令下に置かれる時間のこと」といわれています。

裁判で労働時間はどのように判断されているか

　労働時間について争った裁判には、「三菱重工業長崎造船所事件」「大星ビル管理事件」などがあります。三菱重工業長崎造船所の事例は、制服（作業着）に着替えたり、更衣室から移動する時間も労働時間であるとされました。大星ビル管理の事例は、仮眠時間も労働時間であるとされたものです。どちらも、実質的に使用者の指揮命令下にあるかないかで、それが労働時間であるかどうかが判断されました。

　つまり、使用者のオーダーのもと、使用者の指揮命令下に置かれて仕事をしている場合は、時間内労働でも時間外労働でも同じで、労働時間と認められます。わかりやすくいえば、師長が残業を指示し、その師長の管理下で業務を行っている場合は時間外労働で、そうでなく勝手に行っていれば時間外労働とはいえないことになります。勝手に仕事をしたら時間外労働じゃないなんて、2つ目の「びっくり！」ですね。

　ここで、またまた質問です。「終業時間後の勉強会」は、時間外労働となるのでしょうか？　上記のことから、上司のオーダーがありその指揮下にあれば、勉強会も労働時間となり時間外労働の対象となります。ところが自由参加だとすればどうでしょうか？

これは当然、指揮下から外れますので、時間外労働とはなりません。どうやら、指揮下にあるか、本人の自由意思でその指揮下から離脱できるかで時間外労働かそうでないかが決まるようです（推定的に書いているのは、ケースバイケースで決まることが多いからです）。そうであれば委員会も、出席が自由で、欠席したからといって委員長から責められるようなこともなければ、時間外労働とはならないことになります。3つ目の「びっくり！」です。

　ここでも注意しなければならないことがあります。それは、「黙示の指示による労働時間」というものがあることです。これはどういうことかというと、師長は何の指示も出していないが「"暗に"これをやりなさい」という強制が働く場合や、師長が部下に明確に残業を指示していなくても、部下が法定労働時間を超えて仕事をし、それを黙認していた場合などを指します。この黙示の指示があるとやはり時間外労働となり、時間外手当を支払わなければなりません。それは始業前でも終業後でも同じです。

今回のまとめ

- 労働時間とは、労働契約に基づき使用者の指揮命令下に置かれる時間のことをいう。
- 労働時間を超えていればすべてが時間外労働となるわけではない。使用者のオーダーのもと、使用者の指揮命令下に置かれて仕事をしているのでなければ、それは勤務とはみなされず、労働時間とはならない。
- 時間外に、明示的、黙示的にかかわらず指揮命令のもとで仕事をすれば、すべて時間外労働となる。

　委員会活動には、参加する縛りがキツいものとユルいものがあるのは、経験上ご理解いただけると思います。自分の都合で出ても出なくてもおとがめのない委員会は、時間外に活動していても時間外労働にする必要はありません。一方、命令がなくても出ないわけにはいかないと思える（たとえば委員会の翌日に、「きのうの委員会では何が決まったの」と常に上司に確認され、答えられないと上司の機嫌が悪くなるので出ないわけにはいかないなど）ものは、それが時間外に行われていれば間違いなく時間外労働ですので、時間外手当をつけましょう（ここまでハッキリ言っちゃっていいのかなぁ。心配、心配）。

問題解決の糸口をつかむためのアドバイス

　部下から「何で時間外手当がつかないんですか？」と言われないためには、申し送りが終わったら「勤務はここまで」と勤務終了宣言をし、部下を残して行わなければならない業務がなければ、帰るよう指示を出すことが大切です。残る必要性があるなら、部下に「なぜ残る必要があるのか」「何時までに終わらせるのか」を聞き（申請させるのが有効ですが、医療現場ではなかなか実現できない）、「では、それをその時間でお願いします」とオーダーを出すことです。こうすると、残る必要のある業務が終わった時間をもって、時間外労働は終わりと見なすことができ、その時間でバッサリ（やや危険か

も）制限できます。この際も、「黙示の指示」は出さないように、がポイントです。
　でも、バッサリ制限するのはやはり危険ですね。法律違反を問われるというよりも、部下の「やる気」を削いでしまいかねないからです。まずは、勤務の開始・終了を明確にしましょう。どこまでが勤務と見なされるのかをハッキリさせる風土を作ってください。キーワードは「明示する」です。そのうえで、勤務とならないその部下の努力に感謝の気持ちを持つことです。そうすれば、「時間外手当がつかない」と部下から詰問されることはなくなると思います。
　「働き方改革」では「時間外労働の上限規制」が法的に定められました。『時間外労働の上限規制の注意点は？』（70ページ）で詳しく説明していますので、ぜひそちらもご覧ください。

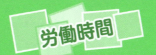

どうすればいい？
労働時間の適正な把握

　4月下旬、新人の入職時教育も一段落つき、ほっとしている亜美のところに森主任がやってきました。「2019年4月1日から働き方改革関連法が施行されて、時間管理をしっかりしなければならないと聞きました。うちのように、出勤簿に手書きで始業時間と終業時間を書き込み捺印する形式では法律違反になるんじゃないかと皆が言っていますが、大丈夫なんでしょうか？」とのことです。「確か大丈夫と聞いていたけど」と亜美が返答に困っていると、森主任はさらに「師長やチャレンジ師長である私は、管理職ということで時間の記入なしに出勤簿に印鑑を押すだけでしたけど、それもだめになったらしいですよ」と言います。管理職は時間管理をしなくてもよいと思っていただけに、亜美はびっくりしてしまいました。

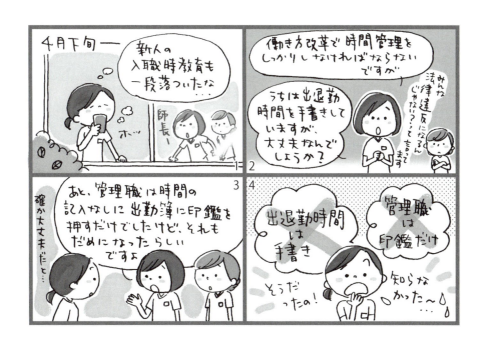

> **根拠法令・判例等**
>
> ■ **労働基準法**
> ・第109条（記録の保存）
> 　使用者は、労働者名簿、賃金台帳および雇入、解雇、災害補償、賃金その他労働関係に関する重要な書類を3年間保存しなければならない。
>
> ■ **労働安全衛生法**
> ・第66条の8の3（面接指導など）
> 　事業者は、第66条の8第1項または前条第1項の規定による面接指導を実施するため、厚生労働省令で定める方法により、労働者（次条第1項に規定する者を除く）の労働時間の状況を把握しなければならない。
>
> ■ **通達**
> ・2018（平成30）年12月28日付基発1228第16号「働き方改革を推進するための関係法律の整備に関する法律による改正後の労働安全衛生法及びじん肺法関係の解釈等について」
>
> ■ **資料**
> ・厚生労働省（2017〔平成29〕年1月20日策定）「労働時間の適正な把握のために使用者が講ずべき措置に関するガイドライン」
> 　（https://www.mhlw.go.jp/file/06-Seisakujouhou-11200000-Roudoukijun-kyoku/0000149439.pdf）

労働時間の管理をしなければならない法的根拠は？

　皆さんの病院では、どのように労働時間の管理を行っているのでしょうか？　亜美の病院のように手書きの出勤簿に捺印するタイプもあれば、ICカードで「ピッ！」として出退勤の時間を把握している病院もあるでしょう。タイムカードをタイムレコーダーに差し込んで出退勤の時間を記録している病院もあるのではないでしょうか。この事例では、法律が変わったことにより、①手書きの出退勤時間管理では法律違反となる？、②管理職も時間把握をしなければならない？　という2つの疑問が投げかけられています。
　まずは、労働時間の管理をしなければならない法的根拠を探してみましょう。実は今回の働き方改革の関連法の改正まで、法的な根拠は曖昧だったのです。これを聞くと「え〜っ！　これまで法律違反にならないように一生懸命、時間管理をしてきたのに」と驚かれると思います。
　労働基準法を見ると「第4章　労働時間、休憩、休日および年次有給休暇」に関連法がまとまっています。しかしこの部分の条文を見ると、使用者に労働時間を管理せよと

言っている部分は見あたりません。ただし使用者が労働時間に関するさまざまな規定を守ることは、労働時間を把握していないとできないことはわかります。加えて、第109条（記録の保存）の条文に「使用者は、労働者名簿、賃金台帳および雇入、解雇、災害補償、賃金その他労働関係に関する重要な書類を３年間保存しなければならない」とあります。賃金の計算をするのに時間外手当の計算は必須ですし、その計算も労働時間を把握し、さらに時間外労働の時間を把握していないとできませんので、これらを法的根拠にしていたようです。『労働時間の適正な把握のために使用者が講ずべき措置に関するガイドライン』というのが過去に同じようなタイトルでたびたび出されていて、その趣旨に「労働基準法においては、労働時間、休日、深夜業等について規定を設けていることから、使用者は、労働時間を適正に把握するなど労働時間を適切に管理する責務を有している」と記されていることからも、はっきりと書かれてはいませんが、「労働基準法を遵守するなら、当然労働時間を把握していないとできないよね」と読み取れます。

　でもですよ、今回の働き方改革で初めて法律に「労働時間を把握せよ」と載ったわけです。「さあ、クイズです。どの法律に定められたでしょうか？」と書くと、皆さんお気づきのように労働基準法ではありません。労働安全衛生法に新たに追加されました。同法の第66条の８の３に、「労働者の労働時間の状況を把握しなければならない」とあります。ここで、「"労働時間の状況"って何？」と思われた人は偉い！　ただ労働時間を把握するだけでなく、「労働者がいかなる時間帯にどの程度の時間、労務を提供し得る状態にあったかを把握する」ことだそうです。単に「１カ月の時間外労働が45時間でした」というだけでなく、それは深夜だったのか、休日だったのか、何日も続いたのかなどの状況も把握しなさいというものなんです。

　この条文が明確に定められたのも、労働者の健康保持のために定められたさまざまな施策を有効なものにするためです。働き過ぎて健康を害したり、過労死や自殺に追い込まれたりすることを防ごうとする国の決意の表れとみてよいのではないでしょうか（ちょっと言い過ぎですね。今までいろいろと施策を講じてもこれらの問題が一向に改善せず、労働生産性も向上しないので、ちょっと慌てて法律に盛り込んだというのが本当かもしれません）。

　これで前出のガイドラインも生きてきますよね。「労働時間を把握しなければならない」と法的に義務づけされたのですから、その方法を示しているこのガイドラインも力を増すわけです。そしてこのガイドラインも守らなければならない？わけです。

● 自己申告による労働時間の把握は可能？

　森主任の疑問への回答がまだでしたね。まずは「②管理職も時間把握をしなければならない？」についてです。厚生労働省発行の『時間外労働の上限規制　わかりやすい解説』〔次ページ**表-1**〕を見ると、管理監督者も労働時間の状況を把握しなければならないとなっています。先ほど、労働安全衛生法の第68条の８の３に「労働者の労働時間の状況を把握しなければならない」とあると説明しましたが、この「労働者」には除外さ

表-1 労働時間の適正な把握の資料[1]

労働時間の適正な把握（労働安全衛生法の改正）

- 労働基準法においては、労働時間、休日、深夜業等について規定を設けていることから、使用者には、労働時間を適正に把握するなど労働時間を適切に管理する責務があります。

- 「労働時間の適正な把握のために使用者が講ずべき措置に関するガイドライン」（2017〔平成29〕年）では、使用者が講ずべき措置を具体的に明らかにしています。

- このガイドラインでは、管理監督者やみなし労働時間制が適用される労働者は対象外となっていますが、今回の法改正においては、長時間労働者に対する医師による面接指導の履行確保を図るため、労働安全衛生法を改正し、これらの方の労働時間の状況（※）についても、労働安全衛生規則に規定する方法で把握しなければならないこととなりました。
  ※労働時間の状況…いかなる時間帯にどのくらいの時間、労務を提供し得る状態にあったかという概念

- 労働時間の状況の把握は、タイムカードによる記録、パソコン等の使用時間の記録等の客観的な方法や使用者による現認が原則となります。これらの方法をとることができず、やむを得ない場合には、適正な申告を阻害しないなどの適切な措置を講じたうえで自己申告によることができます。

- 事業者は、労働時間の状況の記録を作成し、3年間保存する必要があります。

れる者がいます。法律では「次条第1項に規定する者を除く」とカッコ書きされています。その除外される者は誰なのかというと、今回の労働基準法改正の目玉の1つ「高度プロフェッショナル制度」の対象となる人たちです。それ以外は皆、把握しなければならない労働者になります。めでたく管理監督者も労働時間の状況を把握される対象者となったわけです。何がめでたいかというと、時間管理される労働者に対する規制が強くなると、「だったら時間管理の対象外の管理職にやらせればいいじゃない」という不届きな経営者も出てくる可能性があり、そんな人たちから「身を守る」手段となり得る法律となるからです。なんたって労働安全衛生法は働く人たちの健康や安全を守らせる法律で、その中に管理監督者も労働時間の分野で仲間入りさせてもらえたということですから。

次に「①手書きの出退勤時間管理では法律違反となる？」かどうかですが、**表-1**にも記載されていますが、「原則として、タイムカード、パソコン等の使用時間の記録や使用者（使用者から労働時間の状況を管理する権限を委譲された者を含む）の現認等の客観的な記録により、労働者の労働日ごとの出退勤時刻や入退室時刻の記録等を把握しなければならない（2018〔平成30〕年12月28日付基発1228第16号）」となっています。タイムカードやパソコンの使用時間の記録から労働時間を把握することに対して、客観性を疑う余地はありませんよね。では「使用者の現認」とは何でしょうか？ 前出のガ

イドラインによると、「使用者自らが直接、始業時刻や終業時刻を確認する」となっています（私自身はこの方法に客観性があるとは思えませんけどね）。

　また、「やむを得ない場合には自己申告による労働時間の把握ができる」とありますが、先ほどの通達によれば、自己申告は使用者の圧力や労働者の遠慮などのバイアスがかからない状況でのみ認めるように、かなり厳しい条件がつけられています。実際にこの条件を完全遵守しての自己申告はなかなか難しいと思います。なお、「やむを得ない場合」はどのような場合かも記載されていて、「労働者が事業所外にいるなど、どうしても客観的に把握できない場合」とされています。事業所外に労働者がいても外部から社内システムにアクセスできる場合は自己申告を認めていなかったり、機器を使って客観的に労働時間の把握ができる場合や使用者が現認できる場合も認めないとされています。つまり、労働時間把握の不正の温床になる自己申告はほぼ認められない状況にあるといえるでしょう。

　このケースの話に戻りますが、出退勤時間の手書きはどう見ても自己申告なので、使用者が現認できる、もしくは厳しい自己申告の条件を満たしている場合は使えますという答えになります。しかし現実には現認も不可能に近く、厳しい自己申告の条件を満たせるとも思いません。よって、手書きによる労働時間の申告は認められないと思ったほうが正解かと思います。管理職は使用者から労働時間の状況を管理する権限を委譲された者になりますが、部下の出退勤時間を現認せよといわれても、「とてもじゃないけど無理！」と思いますよね。ですから、いまだに手書きの出勤簿なら「とっとと機器を入れて労働時間を管理しましょう」と進言するべきではないでしょうか。

今回のまとめ

- 労働者の健康維持のためとはいえ、「労働時間の状況把握を使用者に義務づけた」法律ができた。
- 労働時間の状況把握は基本的に客観性が求められるため、出退勤時間の手書き申告は認められない可能性が高い。
- 管理職も労働時間の状況を把握される対象者となった。労働者の労働時間の規制が厳しくなることで「時間管理対象外の管理職に仕事をさせればいい」と考える経営者から身を守るすべを得たともいえる。

　参考までに前出の通達に記載されている、労働時間の状況把握の方法を下記に示しておきます。

●原則的な方法
①タイムカード、パソコン等の電子計算機の使用時間（ログインからログアウトまでの時間）の記録
②事業者（事業者から労働時間の状況を管理する権限を委譲された者を含む）の現認
　上記により、労働者の労働日ごとの出退勤時刻や入退室時刻の記録等を把握しなければならない。

●やむを得ず自己申告制で労働時間を把握する場合
①自己申告制の対象となる労働者に対して、労働時間の状況の実態を正しく記録し、適正に自己申告を行うことなどについて十分な説明を行うこと。
②実際に労働時間の状況を管理する者に対して、自己申告制の適正な運用を含め、講ずべき措置について十分な説明を行うこと。
③自己申告により把握した労働時間の状況が実際の労働時間の状況と合致しているか否かについて、必要に応じて実態調査を実施し、所要の労働時間の状況の補正をすること。
④自己申告した労働時間の状況を超えて事業場内にいる時間または事業場外において労務を提供し得る状態であった時間について、その理由等を労働者に報告させる場合には、当該報告が適正に行われているかについて確認すること。

その際に、休憩や自主的な研修、教育訓練、学習等であるため労働時間の状況ではないと報告されていても、実際には、事業者の指示により業務に従事しているなど、事業者の指揮命令下に置かれていたと認められる時間については、労働時間の状況として扱わなければならないこと。

⑤自己申告制は、労働者による適正な申告を前提として成り立つものである。このため、事業者は、労働者が自己申告できる労働時間の状況に上限を設け、上限を超える申告を認めないなど、労働者による労働時間の状況の適正な申告を阻害する措置を講じてはならないこと。

また、時間外労働時間の削減のための社内通達や時間外手当の定額払いなど、労働時間にかかる事業場の措置が、労働者の労働時間の状況の適正な申告を阻害する要因となっていないかについて確認するとともに、当該阻害要因となっている場合においては、改善のための措置を講ずること。

さらに、新労働基準法の定める法定労働時間や時間外労働に関する労使協定（いわゆる三六協定）により延長することができる時間数を遵守することは当然であるが、実際には延長することができる時間数を超えて労働しているにもかかわらず、記録上これを守っているようにすることが、実際に労働時間の状況を管理する者や労働者等において、慣習的に行われていないかについても確認すること。

問題解決の糸口をつかむためのアドバイス

　皆さん管理職も、健康を守るために自身の労働時間を客観的な方法で記録し自身で保有すること、それを病院へ提出することもお忘れなく。健康を害した場合は産業医と面接し、その事態を回避するためのアドバイスを受けることができるのですが、その際も正確な労働時間の状況を前提にアドバイスをしてもらうのが有意義であることは、医療人ならよくおわかりかと思います。

　「働き方改革」で負荷が最も増えるのは管理職ではないかと思っています。やらなければならない管理業務が増える一方で、時間管理される人の業務が管理職に負荷されたりしそうですから。私たち管理職も、チーム全員の力を引き出して本来の「看護をする」という目的を達成することができるよう、健康ではつらつと業務ができるようにするべきです。自身も守りましょう。

　また、部下の健康維持管理も管理職の任務の１つですから、正確な部下の労働状況の把握は欠かせません。部下を守るためにも、まずは労働時間の状況を正確に把握しましょう。それがわかれば、次は業務の改善です。やるべきことは多いですね。

●引用参考文献
１）厚生労働省・都道府県労働局・労働基準監督署．時間外労働の上限規制　わかりやすい解説．2019（平成31）年４月．
　　https://www.mhlw.go.jp/content/000463185.pdf　（2019年７月19日閲覧）

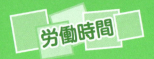

時間外労働の上限規制の注意点は？

　「1日」「1カ月」の時間外労働が三六協定を超えない範囲で病棟運営ができ、この状態なら「1年間」の上限も守れそうと安心している亜美。そんな折、二見主任が災害派遣で出動し、さらにスタッフの太田さんが介護休業を3カ月取ることになりました。欠員を抱える中、森主任には頑張ってもらっていますが、時間外労働が増えています。三六協定の範囲に収まっているか心配だった亜美ですが、森主任の時間外労働は特別条項上限の80時間にぎりぎり収まりました。ほっとしていると斎藤看護部長から呼び出しがありました。「何とか切り抜けてくれてありがとう。でも、この3カ月間の森主任の勤務は時間外労働の上限規制に抵触しているわよ」と注意されました。「上限は守ったはずなのに？」と疑問がいっぱいの亜美でした。

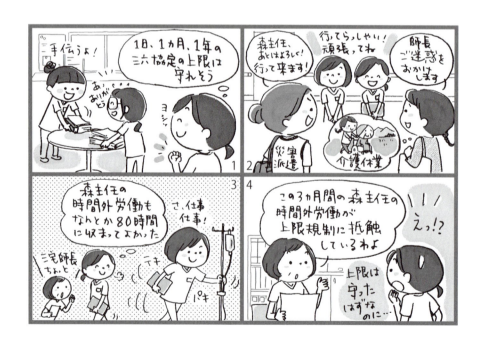

根拠法令・判例等

■労働基準法

・第36条（時間外および休日の労働）

※「第36条」は56ページに掲載

4項　前項の限度時間は、1カ月について45時間および1年について360時間（第32条の4第1項第2号の対象期間として3カ月を超える期間を定めて同条の規定により労働させる場合にあっては、1カ月について42時間および1年について320時間）とする。

5項　第1項の協定においては、第2項各号に掲げるもののほか、当該事業場における通常予見することのできない業務量の大幅な増加等に伴い臨時的に第3項の限度時間を超えて労働させる必要がある場合において、1カ月について労働時間を延長して労働させ、および休日において労働させることができる時間（第2項第4号に関して協定した時間を含め100時間未満の範囲内に限る）ならびに1年について労働時間を延長して労働させることができる時間（同号に関して協定した時間を含め720時間を超えない範囲内に限る）を定めることができる。この場合において、第1項の協定に、あわせて第2項第2号の対象期間において労働時間を延長して労働させる時間が1カ月について45時間（第32条の4第1項第2号の対象期間として3カ月を超える期間を定めて同条の規定により労働させる場合にあっては、1カ月について42時間）を超えることができる月数（1年について6カ月以内に限る）を定めなければならない。

6項　使用者は、第1項の協定で定めるところによって労働時間を延長して労働させ、または休日において労働させる場合であっても、次の各号に掲げる時間について、当該各号に定める要件を満たすものとしなければならない。

　1号　略

　2号　1カ月について労働時間を延長して労働させ、および休日において労働させた時間：100時間未満であること。

　3号　対象期間の初日から1カ月ごとに区分した各期間に当該各期間の直前の1カ月、2カ月、3カ月、4カ月および5カ月の期間を加えたそれぞれの期間における労働時間を延長して労働させ、および休日において労働させた時間の1カ月当たりの平均時間：80時間を超えないこと。

■資料

・厚生労働省・都道府県労働局・労働基準監督署（2019〔平成31〕年4月）「時間外労働の上限規制 わかりやすい解説」パンフレット

（https://www.mhlw.go.jp/content/000463185.pdf）

見落としがちな新しい規制項目

「働き方改革関連法」の目玉施策である「時間外労働の上限規制」の事例です。亜美は三六協定があることと、三六協定が許している時間外労働の上限を認識していて、それを守る必要性も認識しています。そのうえで三六協定を守って運営してきたと思っていたのに、「守れていない」というお叱りを受けました。これはいったいどうしたことでしょうか？　彼女は何か見落としていたのでしょうか？　と書けばおわかりのように、「やっぱり見落としていたんじゃない？」となるので、最初から種明かしをします。

亜美は法律の規定を見落としていたために、この時間外労働の運営が違法となったのでした。では、「三六協定を締結している」「1日、1カ月、1年の時間外労働の上限値を決めていた」「特別条項があることと、その上限値も知っていた」「そして、その上限値を遵守できていた」つもりだったのに、どこに漏れがあったのでしょうか？

厚生労働省が出している『時間外労働の上限規制　わかりやすい解説』のパンフレットには「上限規制への対応」の項目があり、チェックポイント〔**表-1**〕が記されています。これでチェックすると、亜美の管理でまずいところを発見できるはずです。はい、これを見て「わかっちゃった」と言える人は、新しい規制もきちんと守れる人だと思います。どういうことか解説しますが、話をややこしくしないために「休日労働の回数、時間」は三六協定で定めた回数、時間を超えていないものとします。それでも違反する可能性があるのです。

今回の規制では、**表-1**のチェックポイントの④と⑤が新たに加わっています。ここで注意してほしいのは、三六協定の時間外労働の上限値とは、「法定労働時間を超える時間外労働」の時間を制約するものでした。しかし、④と⑤のチェックポイントは「法定労働時間を超える時間外労働」と「法定休日の労働時間」を合算したもので、「月100時間以上にならない」かつ「どの2～6カ月の平均をとっても、1月当たり80時間を超えないこと」となっています。

そうなんです。今回の規制は、単月の時間を守ればいいというものではなくなりました。病院では特別条項を結んでいるところが多いと思いますが、その特別条項に「好き放題させないぞ」という国の思いが込められています。今まで特別条項には上限値がありませんでした。ですから、年間2,000時間なんて馬鹿な協定でも、結ばれれば時間外労働が可能になりました。今回の規制では、特別条項でも年間720時間までです。

さらに、特別条項でも月100時間以上は認めないこと、そのうえ連続した2～6カ月の月平均が80時間を超えないこととされています。これは連続した長時間の特別条項を設定できないよう、また、連続して長時間の時間外労働が行われにくいようにという意図が込められていると思います。さらにさらに、「法定労働時間を超える時間外労働」と「法定休日の労働時間」を合算して判断するようにしています。いかに国が長時間労働の連続が健康によくないと考えているか、連続した長時間の時間外労働を防ごうとしているかの証明ではないでしょうか。

亜美はこの点を見落としていました。そうです。時間外労働の上限値だけを見ていて

表-1　時間外労働の上限規制への対応チェックポイント

①「1日」「1カ月」「1年」のそれぞれの時間外労働が、三六協定で定めた時間を超えないこと。
  ・三六協定で定めた「1日」の時間外労働の限度を超えないよう日々注意してください。
  ・また、日々および月々の時間外労働の累計時間を把握し、三六協定で定めた「1カ月」「1年」の時間外労働の限度を超えないよう注意してください。

②休日労働の回数・時間が、三六協定で定めた回数・時間を超えないこと。

③特別条項の回数（＝時間外労働が限度時間を超える回数）が、三六協定で定めた回数を超えないこと。
  ・月の時間外労働が限度時間を超えた回数（＝特別条項の回数）の年度の累計回数を把握し、三六協定で定めた回数を超えないよう注意してください。

④月の時間外労働と休日労働の合計が、毎月100時間以上にならないこと。

⑤月の時間外労働と休日労働の合計について、どの2～6カ月の平均をとっても、1月当たり80時間を超えないこと。

もダメなんです。これに法定休日の労働時間を加えたものに上限値と平均値の規制があるため、この規制に抵触し、たぶん平均値で80時間を超える月があったために違法と判断されて、斎藤看護部長からお叱りを受ける羽目になってしまったと考えられます。

余談ですが、特別条項の上限規制は単月の上限は100時間「未満」で、月平均の制限は80時間「以下」です。特別条項つきの三六協定ではこの制限をしっかり見られますので注意しましょう。とくに特別条項の上限値を「単月100時間」と記入して出すと、「できません。修正してください」と必ず言われることになります。

●規制の適用開始はすべての企業が同じ？

ところで、この規制は2019（平成31）年4月1日からすべての企業に適用されるのでしょうか？　こう聞けば、「そうではない」という答えが私の常ですが、この場合はどうなるのでしょうか。実は、中小企業は2020（令和2）年4月1日からの適用となります。では、中小企業とはどんな企業なのでしょうか？　前出のパンフレットから引用した次ページの**表-2**を見ると、「病院はどこに入るの？」と思うでしょう。病院はサービス業に区分されています。また、「うちは中小企業だから」と言っていても、働く人が101人以上いればめでたく「大企業」です。つまり、2019（平成31）年4月1日から適用です。意外と区切りが小さいので注意が必要です。

この移行には経過処置があり、簡単に言うと2019（平成31）年3月31日以前にスタートした三六協定には、この新しい規制はかかりません。また、ご存知だと思いますが、この新しい時間外労働の上限規制が5年間猶予されている職種があります。私たちの医療業界では唯一「医師」だけがめでたく該当します。看護師には猶予はありませんので

表-2 中小企業の範囲

業種	資本金の額または出資の総額		常時使用する労働者数
小売業	5,000万円以下		50人以下
サービス業	5,000万円以下		100人以下
卸売業	1億円以下	または	100人以下
その他 （製造業、建設業、運輸業、その他）	3億円以下		300人以下

誤解のないようにしてください（医師からすれば、なにも"めでたく"はないでしょう。医師にこの規制をいきなり適用すると医療崩壊を起こすので経過処置となっています。実は、新しい時間外労働の上限規制は過労死を起こしにくいだろうギリギリの線で設定されています。この経過処置があることで、医師だけは過労死水準を超える労働をさせても違法とはならない状況がこれから5年間は続くことになるわけです。医師にとっては"めでたい"はずがありませんよね）。

今回のまとめ

- 時間外労働（休日労働は含まず）の上限は、原則として、月45時間・年360時間となり、臨時的な特別の事情がなければ、これを超えることはできなくなる。
- 臨時的な特別の事情があって労使が合意する場合でも、「時間外労働：年720時間以内」「時間外労働＋休日労働：月100時間未満、2～6カ月平均80時間以内」とする必要がある。
- 原則である月45時間を超えることができるのは、年6カ月まで。
- 法律違反の有無は「所定外労働時間」ではなく、「法定外労働時間」の超過時間で判断される。
- 大企業への施行は2019（平成31）年4月だが、中小企業への適用は1年猶予され2020（令和2）年4月となる。

　上記は厚生労働省の前出のパンフレットの引用です。資料を引用すると簡単でいいですね。でも、「きちんとまとめらしいことを書いてよ」と言われるだろうと思いますので、少しは書きますね。

　今回の法改正は、とくに悪名高き「特別条項」に規制をかけるようにつくられていると思います。"悪名高き"というのは、特別条項さえ結んでしまえば時間外労働を際限なくさせることができ、法律違反とならないからです。この規制に合わせて、新しく『36協定で定める時間外労働及び休日労働について留意すべき事項に関する指針』[1]が出されました。そこには働かせすぎを規制するための種々の指針が書かれていますが、私がとくに気に入ったのは、特別条項に関する指針です。そこには次のように書かれています。

　「限度時間を超えて労働させることができる場合を定めるにあたっては、通常予見することのできない業務量の大幅な増加などに伴い臨時的に限度時間を超えて労働させる必要

がある場合を、できる限り具体的に定めなければなりません。『業務の都合上必要な場合』『業務上やむを得ない場合』など恒常的な長時間労働を招くおそれがあるものは認められません」

　つまり、きちんとした理由がないと認めないぞと指針で謳ったわけです。国としても「本当に必要な理由がない限り、時間外上限を超えての労働は認めない」と宣言したということです。厚生労働省労働基準局が出している『改正労働基準法に関するQ＆A』[2]を見ると、「この指針に適合しないからといってその三六協定が即無効となるわけではない（2-9番の質問内容に対する答え）」となっていますが、「行政の助言および指導の対象である」といっています。これが宣言だけに終わらないことを祈りたいと思います。

　前述の指針には以下のような内容もあります。
・時間外労働、休日労働は必要最小限にとどめてください。
・使用者は三六協定の範囲内であっても、労働者に対する安全配慮義務を負います。また、労働時間が長くなるほど過労死との関連性が強まることに留意する必要があります。

　もともと「労働者の健康を考えて、時間外労働は必要最低限にしてね」としていたにもかかわらず、健康を害する人が多いことに業を煮やしてこのような規制が法律として定められたわけです。「医療現場は命を救う特別な仕事」という思いが充満していた過去から、「命を救う仕事なら、そこで働く人の命や健康も尊重しなければ患者さんの命なぞ救えるはずもない」という考えに切り替えるときが来たと思ってください。

問題解決の糸口をつかむためのアドバイス

　管理職の私たちも、部下に対し特別条項に抵触する時間外労働をさせる場合、「きちんとした理由」があるか問われることになります。部下から「師長、これだけ長時間の残業になる理由を説明してください」と詰問されるときが来るかもしれません。そのときに「きちんとした理由」を説明できるようにしておきましょう。

　だらだら残業は許されません。だらだら居残りや自分勝手な早出も認められません。だって「きちんとした理由」を問われますから。「きちんとした理由」がはっきりすれば、業務の見直しや、医療安全と効率の両立をどう図るかをより検討しやすくなります。また、その検討と業務改善はますます求められることになりそうです。今日からできることは「きちんとした理由」とは何かを、部下の残業や早出を観察することで考えていくことかと思います。

●引用参考文献
1）厚生労働省．36協定で定める時間外労働及び休日労働について留意すべき事項に関する指針．2018（平成30）年9月．https://www.mhlw.go.jp/content/000350731.pdf （2019年7月19日閲覧）
2）厚生労働省労働基準局．改正労働基準法に関するQ＆A．2019（平成31）年4月．https://www.mhlw.go.jp/content/000487097.pdf （2019年7月19日閲覧）

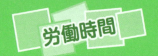

時間外労働は制限できる？

　ある日、亜美は斎藤看護部長から呼び出されました。看護部長は病棟別の時間外労働指数一覧表を示し、「あなたのところは時間外労働が増えています。このままでは三六協定も守れないので、時間外労働を減らしなさい」と指示しました。「三六協定？　そういや労務管理の情報収集をしていたときにそんな言葉があったなぁ」と亜美は思い出しました。病棟へ戻った亜美は、森主任やリーダーの笹山さんに看護部長の指示を伝え「時間外労働を減らしてください」と指示しました。森主任たちは、「では、時間外労働をしても手当をつけないということですね。サービス残業せよということですか？」とすごい剣幕です。「いやいや、そうじゃなくって……」。上司の指示と部下の反発にあって、亜美は板挟みです。

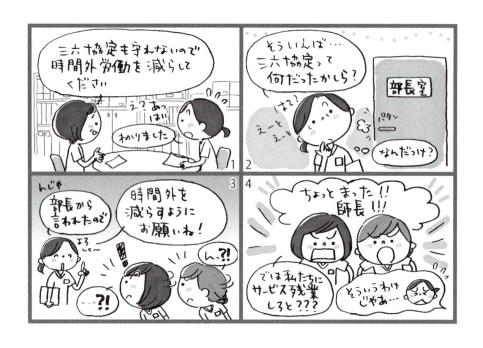

> **根拠法令・判例等**
>
> ■労働時間等設定改善法
>
> ■告示
> ・2008(平成20)年厚生労働省告示第108号、2018(平成30)年10月30日一部改正「労働時間等見直しガイドライン(労働時間等設定改善指針)」
> (https://www.mhlw.go.jp/content/000504226.pdf)

国が示す時間外労働削減の方法

　上手に勤務の管理を行う方法としては、55ページ『時間外労働って何?』と、59ページ『これって時間外労働?』で、変形労働時間制の活用や、使用者の指揮下にない労働までを時間外対象とさせない方法などを述べています。

　それ以外に、ご存じの人もいるかもしれませんが、実はこんな法律があるのです。「労働時間等設定改善法」です。この法律は、年間総労働時間を単純に制限することはすでに時流に合わなくなっているので、「健全な経済社会を維持していくためには、労働者の心身の健康保持はもとより、家庭生活などに必要な時間と労働時間を柔軟に組み合わせ、心身ともに充実した状態で意欲と能力を発揮できる環境を整備すること」を目的につくられました。厚生労働省ウェブサイトのトップページにある「政策について」の「分野別の政策一覧」をクリックし、「雇用・労働」項目内の「労働基準」をクリックし、さらにその中の「施策情報」にある「仕事と生活の調和」ページ内の「施策紹介」にある「労働時間等設定改善法」をクリックすると詳しい資料にたどりつけます。ホントに場所がわかりにくいです。

　この中の「労働時間等見直しガイドライン(労働時間等設定改善指針)」に、「事業主が講ずべき一般的な措置」が記載されており、その中に「時間外・休日労働の削減」が明記されています。この「時間外・休日労働の削減」には、主に下記の項目が書かれています。

①毎週の特定日(週)に「ノー残業デー」「ノー残業ウィーク」を設定する
②休日労働を避ける

　①は、病院では珍しいと思いますが一般企業では結構取り入れられていて、早く帰るという風土づくりには有効な手段です。また、私はあちこちで看護管理者の研修講師をさせていただいていますが、最近ではさまざまな規模の病院の看護部でも「ノー残業デー」を実施されている例をお聞きします。

　②は、休日に出勤することになれば、時間外労働となるわ、代休を与えなくてはいけなくなるわで二重に苦しみます。しっかりとした業務計画と勤務態様の設定がこれを防ぎます。

さらに、時間外労働の上限が法律で定められたことを受け、長時間労働を正当化してしまう「業務の都合上必要な場合」「業務上やむを得ない場合」といった特別条項の理由も、具体的でないものは認めないと明記されていますし、協定があっても時間外労働や休日労働そのものをできる限り少なくするよう求められています。

● ガイドラインが示すそれ以外の方策とは

　では質問です。これ以外の方策は、先ほどのガイドラインには示されていないのでしょうか？　ハイ、しっかりと示されています。それは以下になります。

- 実態の把握（労働時間などの実態を適正に把握すること）（「イ．実施体制の整備」の項目に記載）
- 業務の見直しなど（「イ．実施体制の整備」の項目に記載）
- 変形労働時間制やフレックスタイム制、裁量労働制の活用（「ロ．労働者の抱える多様な事情及び業務の態様に対応した労働時間等の設定」の項目に記載）
- 労働時間の管理の適正化（これには例示がありません。しかし、その意味するところは、「時間的に過密な業務運用を行わない」です。これは人員増以外によい手はなさそうです）（「ホ．労働時間の管理の適正化」の項目に記載）
- 多様な正社員、ワークシェアリング、テレワークなどの活用（この意味するところは、どうやら多様な働き方を選択することができる、つまりワーク・ライフ・バランス勤務を導入せよということのようです。適正なコストで、多様な働き方をする人を増員するということでしょうか）（「ヘ．多様な正社員、ワークシェアリング、テレワーク等の活用」の項目に記載）

今回のまとめ

- 自分の部署の労働時間の実態をよく知る。
- 毎週の特定日に「ノー残業デー」などを設定することで、時間外労働を減らそうという風土づくりを行う。
- 変形労働時間制などを活用し、業務の繁閑にあった勤務態様を取る。
- 業務改善を促進することで、単位労働当たりの処理能力を向上させ、時間的に過密な業務運営を避ける工夫を行う。
- ワーク・ライフ・バランスを活用し、短時間でも勤務できる人材を確保する。

　今回取り上げた時間外労働を削減する方法は、上記の通りです。

　まず、皆さんが第一にしなければならないことは「己を知り、敵を知る」ことです。どこに時間外労働が集中しているのか？　どんなときに時間外労働が集中的に発生するのか？　慢性的に人材不足で時間外労働が発生している現場でも、必ず傾向はあります。それをつかむことで改善点は見えてきます。そのうえで自部署の風土改革は、あなたがすぐに取りかかれるところです。早速、部下と相談し「ノー残業デー」を設定しませんか？

　変形労働時間制やワーク・ライフ・バランスなどは病院が考えることと思われがちですが、皆さんは管理職ですから経営者と一体ですよね。では、現場発で導入を働きかけましょう。

問題解決の糸口をつかむためのアドバイス

　いろいろ述べてきましたが、それを読んでたぶん「そうはいっても、私たちではできないわ」と思われているはずです。図星ではないでしょうか？　そうなんですよね、そんなに簡単に問題が解決するわけはないのですが、ここでひとつ、気持ちを切り替えてみませんか？　「できない」と言っている間は、絶対できないですよね。まずはあなたが「できないわ」ではなく、「少しずつできていくよね」と考えてみませんか？

　この問題に、これだけやればできるという特効薬はありません。人を増やしても、場合によっては増やした分だけ時間外労働が増えるということもあるくらいです（人事課員の実感です）。私は「いろいろつまみ食いの方策を打つ」ことが最善の方法だと信じています。どれも完璧でなくてよいですから、少しずつ、部分的にでも導入する。さまざまな方法を取り入れることで、それなりの相乗効果が期待できます。それでいいです。まずは、やってみましょう。

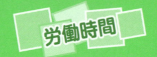

労働時間の過不足は調整できる？

　期末を迎え何かと忙しい亜美のところに、スタッフの青山さんと四角さんが「相談がある」とやってきました。青山さんが言うには、「この半期の夜勤回数と日勤回数を確認していたら、この前、急な病気でお休みした四角さんの代わりに夜勤をしたので、労働時間が規定よりオーバーしています。なので、オーバーしている分を何とかしてほしい」とのことです。反対に四角さんは、「夜勤をする予定がお休みをもらったので、その後、青山さんの日勤を1回代わったのですが、まだ労働時間が不足しています。どうすればいいですか？」と言ってきました。もう9月も終わろうとしていて今さら調整もできず、亜美は「どうしてもっと早く言ってくれないの」と、頭を抱えるのでした。

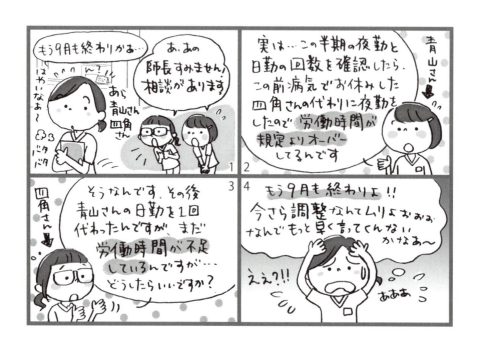

根拠法令・判例等

■労働基準法

・第32条（労働時間）

使用者は、労働者に、休憩時間を除き1週間について40時間を超えて、労働させてはならない。

2項　使用者は、1週間の各日については、労働者に、休憩時間を除き1日について8時間を超えて、労働させてはならない。

・第32条の4（労働時間）

2項　使用者は、前項の協定で同項（第32条の4第1項）第4号の区分をし、当該区分による各期間のうち最初の期間を除く各期間における労働日数および総労働時間を定めたときは、当該各期間の初日の少なくとも30日前に、（略）労働組合、（略）労働者の過半数を代表する者の同意を得て、厚生労働省令で定めるところにより、当該労働日数を超えない範囲内において当該各期間における労働日および当該総労働時間を超えない範囲内において、当該各期間における労働日ごとの労働時間を定めなければならない。

※「同項（第32条の4第1項）第4号」は「資料編」の217ページに掲載

交代勤務が計画通り進めば、労働時間の過不足などは起こらないと思います。しかし、そうはいかないのが看護の世界ですよね。当院でも、年度の終わりになるとよく師長から相談を受けます。「労働時間がオーバーしています。どうすればいいですか？」「労働時間が足りません。どうすればいいですか？」と言われるのですが、人事担当としては実にそっけなくお答えするしかありません。「オーバーしているなら、休ませてください」「足りないなら働かせてください」。これしかありません。

これを読んだ皆さんの中で「それって法律違反になるんじゃない？」と思われた人はいるでしょうか？　そう思われたあなたは「合格」です。実はこの対応のしかたは、場合によっては法律違反となります。この点をしっかりと理解しておきたいものです。では、勉強を始めましょう。

労働時間の過不足調整は、実は残業調整と同じこと

皆さんは、部下が残業した際に、別の日に所定の労働時間より早く帰らせて相殺としたことはありませんか？　「きのうは遅くまでご苦労さま。きのうの2時間の時間外労働は、今日2時間早く帰ってもらっていいから、それで相殺ね」なんてことを指示していませんか、ということです。皆さんの中に、「何が問題なの？」と言う人はまさかいないとは思いますが、このような言い方をした場合、十中八九違法となります。これは、

残業があったにもかかわらず、別の日の勤務時間を短くすることで残業をなくしてしまう「残業調整」といわれる行為を説明したものですが、勤務シフトの運用がうまくいかず労働時間が長くなっている職員や、反対に短くなっている職員を勤務シフトの調整で解消しようという行為とさほど違いはありません。これらの行為は、ある特定の条件下では違法とならず可能なのですが、ほとんどの場合その条件を満たしておらず、違法となることが多いのです。では、前ページの『根拠法令・判例等』で示した条文をもとに説明していきます。

三六協定による対応

　55ページの『時間外労働って何？』で紹介した法律と重なりますが、まずは労働基準法第32条の「労働時間は1日8時間、1週40時間以内でなければならない」です。今回注目してほしいのは、第32条第2項の「1週間の各日については」と、第32条の「1週間について」という条文のくだりです。これは、1日の労働時間は1日ごとに、1週間の労働時間は1週間ごとに精算しなければならないということを示しています。これで、今日の残業を明日に精算することができないのは理解いただけると思います。また、シフト交換して対応するなどができないのもこの理由によります（この後にお話する変形労働時間制の要件にも理由があります）。

　これも同事例で少し触れましたが、この「1日8時間、1週40時間以内」の労働時間の制限を合法的に超えることができる方法に「三六協定」があります。これがあれば晴れて時間外労働、休日労働が許され、所定の年間労働時間をオーバーしてもよいですよと、業務が忙しいときの対応ができるようにしてくれるものです。

変形労働時間制による対応

　では、「変形労働時間制」はどうでしょうか？　変形労働時間制は、所定の年間労働時間を変えずに業務の繁閑に合わせて1日の労働時間を長くしたり、短くしたりできる制度です。変形労働時間を取る期間中の1週間の平均労働時間が40時間以下となれば、1日8時間を超える労働時間の日があっても、1週40時間を超える週があっても法律違反とはなりません。「それなら、あっちのシフトとこっちのシフトを交換して労働時間が問題ないようにすることができるのでは？」と思えた人はなかなか労働法を勉強している人ですが、そんなに法律は甘くないのです。この変形労働時間制を取るには、なかなか厳しい制限があります。それは労働基準法第32条の4第2項に定められており、以下のような条件です。

①労働者代表と協定を結ぶ必要がある（1カ月変形労働時間制なら就業規則に決めることでも可能となります）

②1週間の平均労働時間が40時間以下である（これは1カ月の暦日数に合わせて、労働時間の条件が定められています）

③あらかじめ1日の労働時間、1週間の労働時間を定めておかなければならない

　この条件の、とくに③がポイントです。何時間働くかがあらかじめ決まっていなけれ

ばならず、それは変更できないのです。考えてみれば働く側からすれば当然で、明日何時間働けばよいかがわからないなんてことがあれば、労働者にとっては非常に不利で無理な労働となることは明確でしょう。このことで、安易にシフト変更が行えなくなっています。

　以上からこの事例の場合は、「働き過ぎているなら休ませなさい。労働時間が足りないなら働かせなさい」というわけにはいかないのです。

　つまり、「働き過ぎている」のならその超過している時間を時間外手当を払うことで精算し、「足りない」のなら欠務とすることが正しい考え方です。

　余談になりますが、法律で定められている変形労働時間の時間外の計算方法は、たぶん皆さんが考えているものとは違うと思います。法律では次のように決められています。

①１日については、労使協定などにより１日の労働時間が８時間を超える時間を定めた日はその時間。それ以外の日は８時間を超えて労働した時間。

②１週間については、労使協定などにより１週間の労働時間が40時間を超える時間を定めた週はその時間。それ以外の週は40時間を超えて労働した時間。

③変形労働時間の期間にわたっては、40時間×変形期間の暦日数／７の式により計算される変形期間における法定労働時間の総枠を超えて労働した時間（上記①または②で時間外労働となる時間を除く）。

　とくに定めをしていない限り法定労働時間を超えた時間が時間外となりますが、それは１日、１週間、変形労働時間を取る期間中で計算されることになります（ああ、ややこしい）。

今回のまとめ

- 変形労働時間制を取るには、労使協定または就業規則、その他これに準ずるものにおいて、「変形労働時間を取る期間」「週平均40時間以下の労働時間」「各日、各週の労働時間」を定めることが必要。つまり、安易にシフト変更は行えない。
- そこで「働き過ぎている」なら時間外手当を支払い、「足りない」なら欠務とするのが正しい。

　変形労働時間制は便利な制度ですが、管理者の都合で適当にうまく利用できるものではないということが言えます。

問題解決の糸口をつかむためのアドバイス

　年度や半期の終わりに近づくと、どうしてもこういった労働時間の多い・少ないが出てきて、とくに多く働いた人たちは「休ませてほしい」「時間外手当をちょうだい」と言いたくなりますよね。管理者側からすれば、休ませろと言われると病棟運営ができないなどの悩みを抱えることになります。一方、時間外労働を申請してもらって精算をと考えても、看護部長から

「時間外労働を減らしなさい」と言われていれば、どこかのシフトと交換して……と考えたくなります（とくに夜勤を多くしてもらっていると、ついそう考えたくなりますね）。法律的にみれば、変形労働時間制を取っていてもあとからの変更は本来はダメですから、やっぱりこれは時間外手当を支払ってその月でおしまいにするべきでしょう。

でもでも、そう簡単にはいかないですよね。私はその点理解できますので、私案を提案します。その月でシフト交換で決着をつけられるなら、やっちゃいましょう。でも、その月のうちで交換などができないなら、素直に時間外労働を申請してもらって、その勤務を行ってもらうのがベストでしょう（これでも結構、大胆な提案をさせてもらっています。また、労働基準監督署に怒られるかも）。

時間外労働になる・ならないで、実はもう1つ大きな問題が出てきます。時間外労働になれば時間外手当は時間単価の125％以上ですが、時間外労働でなければ100％となります。今日の時間外労働を明日の労働時間の調整で使用しても（しつこいですが違反ですよ）、時間外労働の2時間を労働時間の2時間と同じにはできないのです。25％もの手当の差があるのですから。これはアルバイトやパート職員でも問題が発生しますから、厳に慎みましょう。

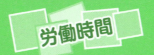

労働時間

夜勤と宿直の違いとは？

　4月に入職した新人たちも業務に慣れてきて、いよいよ夜勤が始まります。新人指導の森主任を中心に、新人たちが夜勤を行うことができるよう教育が続いています。亜美が夜勤勤務の心構えを講義していたときに、新人の新谷さんから「師長、夜勤って宿直のことですか？」と質問が出てきました。やれやれと思いながら亜美は「夜勤とはね……」と説明を始めようとしました。が、「何だったっけ???」。その後が出てきません。冷や汗をかく亜美でした。

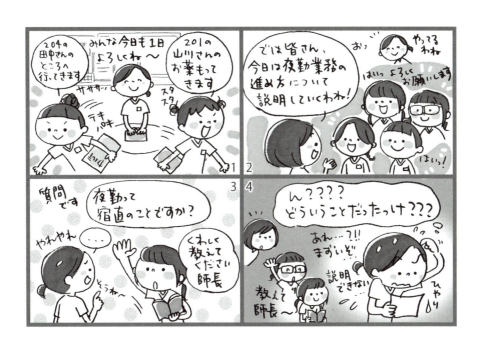

根拠法令・判例等

■**労働基準法**

・第41条（労働時間などに関する規定の適用除外）

この章（第4章）、第6章および第6章の2で定める労働時間、休憩および休日に関する規定は、次の各号の一に該当する労働者については適用しない。

　3号　監視または断続的労働に従事する者で、使用者が行政官庁の許可を受けたもの

■**通達**

・1947（昭和22）年9月13日付発基第17号「労働基準法の施行に関する件」
・1949（昭和24）年3月22日付基発第352号「医師、看護婦等の宿直勤務について」
・1988（昭和63）年3月14日付基発第150号「労働基準法関係解釈例規について」
・2019（令元）年7月1日付基発0701第8号「医師、看護師等の宿日直許可基準について」

夜勤と宿直は同じもの？

　皆さんの病院は、二交代勤務でしょうか？　三交代勤務でしょうか？　皆さんの病院には「夜勤」も「宿直」もありますよね？　皆さんは、どちらをされていますか？　どちらもしているのでしょうか？　では、その違いを説明できるでしょうか？

　「『夜勤』も『宿直』も、夜間に病院で看護をすることでしょう」と答えたのであれば、それは間違いです。これってきちんと違いがあるのです。ではこの2つがどう違うのか、説明していきましょう。

　医師は、医療法により宿・日直が義務づけられているので、それに基づき行われていると思います。看護師は看護基準で縛られているために、常時の勤務者が必要なので、宿直ではなく通常は交代勤務になっているかと思います。では、そもそも、宿直とはどういったものでしょうか？

　『根拠法令・判例等』に示した労働基準法第41条は、22ページの『師長は名ばかり管理職？』でも示した条文です。今回はこれの3号が主役です。宿直は、この条文で示された「監視または断続的労働」を行う目的で、所轄労働基準監督署長の許可を受けた場合に行うことができます。もし皆さんの病院で宿直があれば、必ずこの許可をもらっているはずです。では、「監視または断続的労働」とはどのようなものでしょうか？

　それは、一般的に「定期的巡視、緊急文書の収受、非常事態発生の際の準備などに備えるもの」といった仕事を指すとされています。病院で考えると、「通常の勤務時間の拘束から完全に解放された後のものであること」で、「病棟の定期巡回、定期検温・検脈など」程度の軽微な仕事とされています。もちろん緊急事態に備えることも認められ

る範囲です。ほかに条件として、夜間に十分睡眠が取り得ること、相当の手当があること、睡眠施設があること、夜間に行う宿直・休日の昼間に行う日直の回数が頻繁な場合は許可されず、勤務回数は原則として日直は月1回、宿直は週1回を限度とするなどの許可条件があります（1947〔昭和22〕年9月13日付発基第17号、1949〔昭和24〕年3月22日付基発第352号、1988〔昭和63〕年3月14日付基発第150号より）。

　この条件を満たしていれば、「この章（第4章）、第6章および第6章の2で定める労働時間、休憩および休日に関する規定は適用しない」わけですから、労働時間とはみなされません。よって、時間外手当を与える必要もなく、代休を与える必要もなく、宿直勤務明けも通常の勤務に就かせることができるわけです。そうなのです、宿直は労働時間ではないのです。驚きでしょう？

　さらに、「働き方改革」の法律の施行後、「医師、看護師等の宿日直許可基準について」（2019〔令和元〕年7月1日付基発0701第8号）の通達が出されました。この通達で何が変わったかというと、実は何も変わっていないというのが本当のところです。

　今回、この通達のみが大きく取り上げられたので何か変わったのかと思うかもしれませんが、同時に出された「医師等の宿日直許可基準及び医師の研鑽に係る労働時間に関する考え方についての運用に当たっての留意事項について」（2019〔令和元〕年7月1日付基監発0701第1号）という通達には、「『医師、看護婦等の宿直勤務について』の通達の考え方を明確化したものであり、これによって従前の許可基準を変更するものではなく、対象となる職種についても、従前と変更はない」と謳われています。つまり、「法の解釈運用は何も変わってなく、医師と看護師の宿直は『こういう場合に認められる』と少し詳しく説明しておきますね」というレベルのものだと思っていただければと考えています。

　どう詳しくなったかというと、「医師、看護師等の宿日直許可基準について」の通達には、「一般の宿日直業務以外には、特殊の措置を必要としない軽度のまたは短時間の業務に限る」とのことで、例が4つあげられています。

①医師が、少数の要注意患者の状態の変動に対応するため、問診等による診察等（軽度の処置を含む。以下同じ）や、看護師等に対する指示、確認を行うこと。
②医師が、外来患者の来院が通常想定されない休日・夜間（たとえば非輪番日であるなど）において、少数の軽症の外来患者や、かかりつけ患者の状態の変動に対応するため、問診等による診察等や、看護師等に対する指示、確認を行うこと。
③看護職員が、外来患者の来院が通常想定されない休日・夜間（たとえば非輪番日であるなど）において、少数の軽症の外来患者や、かかりつけ患者の状態の変動に対応するため、問診等を行うことや、医師に対する報告を行うこと。
④看護職員が、病室の定時巡回、患者の状態の変動の医師への報告、少数の要注意患者の定時検脈、検温を行うこと。

　もとの通達では、「一般の宿直業務以外には、病室の定時巡回、異常患者の医師への報告あるいは少数の要注意患者の定時検脈、検温等特殊の措置を必要としない軽度の、または短時間の業務に限ること」となっていましたから、ほんの少し詳しく？なった？

か、というレベルですよね。

　この通達が出たからといって、病院で通常行われている宿直時の勤務（？）のうち、「これは連続した勤務だろう」と労働基準監督官が判断する部分は大きく変わりそうにはないのでは、というのが私の見立てです。私はやはり、基本に忠実に、あるべき姿はあるべき姿で実践していかないと宿直ではなく時間外労働と判断されるのではないかと考えています。

　あとひとつ、今回の通達で明示されたのは、「宿日直の許可は、1つの病院、診療所等において、所属診療科、職種、時間帯、業務の種類等を限って与えることができるものであること」ということです。これを勘繰って解釈すると「病院は基本継続勤務だろう。でも、一部には宿直と判断できる業務もあるだろうから、病院一括で許可を受けるということでなく、許可を受けられる業務は業務で許可するし、できないところは継続勤務として扱いなさいよ」と言われていると感じています。「少しは許可するから、きちんとしなさい」と言われているようなものですよね。

　法律上は以上の通りですが、病院によっては病院の就業規則や労働者代表との協定（三六協定）で代休を与えたり、勤務免除としています。よくある宿直明けの勤務免除は、つまりローカルルールだったのです。しかし「通常の労働の継続」は認められていませんので、看護業務を継続して行う場合は宿直ではありません。前出の三六協定が成立していれば、労働を行った時間を時間外労働として扱えば問題はなくなります。

　では、夜勤に制限はあるのでしょうか？　夜勤の回数は労働基準法では何回と決まっているわけではありません。総労働時間で制限を受けます。つまり、月の総労働時間を超えない範囲で回数が定まっていればよしとされます。ただしこれも説明したように、看護基準で制限を受けることになります。

　通常、1日（労働行政解釈上は0〜24時までの24時間）の間に法定労働時間または所定労働時間を勤務すれば、労働契約上は問題ないわけです。夜勤は、それが朝ではなく夕方から始まり24時まで、翌日の勤務は深夜0時から始まり朝までと考えればわかりやすいですね。当然、この勤務は連続していますから連続勤務とみなされます。しかし、労働時間で縛られているだけですから、変形労働時間制をとっていることと三六協定があれば、その条件を守っている限りこのような夜勤勤務が可能となるわけです。このように、夜勤は立派に労働時間だということがわかりますよね。

今回のまとめ

- 法律に規定された通りの「監視または断続的労働」である宿直は、労働時間ではない。したがって、ローカルルールがなければ宿直明けに日勤が入っていても、とくに問題にはならない。
- 夜勤は労働時間である。したがって、夜勤明けに日勤が入ることは、ある特別な条件が整わない限りあり得ない。
  宿直勤務の条件はとくに厳密に運用されるようになり、「監視または断続的労働」とは、

ほぼ何もせずに仮眠などが十分取れる状態を指します。以前、私が労働基準監督署に聞いたところ、病院では新たに宿直の許可が下りることはないだろうと言われました。

いつもならこのようにまとめをして、少し雑感を述べて終わっていますが、「このことは医療崩壊につながる大きな一要因かな？」とここ数年考えてきていますので、次の『アドバイス』の中に、あわせて私の感じるところを書かせていただきます。

問題解決の糸口をつかむためのアドバイス

看護師の勤務は交代制が多いと思います。そして交代勤務の場合は、宿直問題はあまり発生しないでしょう。ここでいう「宿直問題」とは、労働基準法が本来認めている「宿直」とは、ほとんど勤務らしい勤務ではない状態の勤務を指していますが、現在の病院の医師の勤務は、宿直でありながら仮眠することもなく一晩中診療にあたり、そのまま翌日に外来や手術を行っている、本当にどこの病院でも日常茶飯事として繰り返されている問題を指しています。この問題を表沙汰にすれば、間違いなくどこの病院も医療崩壊が表に出てきます。

「働き方改革」も始まったので、今回の通達で何かしら従来と違う考えを示すのかと思いましたが、残念ながら？部分的な逃げ？を売った以外は、基本的な考え方は同じと厚生労働省は言っています。「医師の働き方改革」で医師の残業上限のことが話題になっていますが、こういった夜間休日の医療体制の維持問題も検討してほしいものです。

あれあれ、師長へのアドバイスとは全く違った内容になってしまいました。しかし、今回はこんな内容にさせてください。

最後に、もしこの件で師長が悩むことがあれば、宿直がある病院で部下から「宿直時に仮眠もできないくらい忙しく働いている。どうして宿直手当しか支給されないのか？」と言われることかと思います。この問題も、実は『医師、看護婦等の宿直勤務について』の通達にも、今回の通達にも明示されています。「宿日直中に、通常の勤務時間と同態様の業務に従事すること（医師が突発的な事故による応急患者の診療または入院、患者の死亡、出産等に対応すること、または看護師等が医師にあらかじめ指示された処置を行うこと等）がまれにあっても宿日直の許可を取り消すことはないけど、ちゃんと法に則って時間外手当を支払ってね」となっています。もし、このようなことが「常態」であるなら、宿日直の許可は与えませんよと言っているのです。となると、部下からこう言われるなら、時間外手当を支払ってあげる必要が出てくるかもしれませんね。

そもそも、宿直の許可を労働基準監督署より得ていても、その労働基準監督署は、病院はもう宿直ですむ時代ではないと考えていますから、あっさりと交代勤務へ移行しましょう。移行すべしと病院幹部へ上申することが、皆さんへのアドバイスです。そのとき、「このまま労働基準監督署から是正勧告を受けると、どうしようもなくなりますよ」と一言添えるのが解決のポイントです（「お前は事務部長で経営のスタッフだろうが、どっちの味方してんだ」とお叱りを受けそうです）。

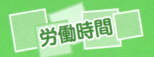

労働時間

短時間勤務スタッフの休憩時間はどのくらい？

　亜美の病院では短時間正職員制度を導入しています。ある日、亜美のもとへ部下の井立さんと池田さんがやってきて、「師長、井上さんは短時間勤務で1日6時間しか働いていませんよね。なのに私たちと同じ45分のお昼休みがあるっておかしくないですか？」「井上さんは夜勤もやってないし……。それなのに休憩時間が同じって、なんだか不公平です」と不満そうに言います。亜美は「皆の気持ちはわかるけど、就業規則で決まってるのよ。お互いさまだと思って理解してよ」と言いながら、「そういえば短時間勤務のスタッフの休憩時間って、法律では何か決まってるのかしら？」と思うのでした。

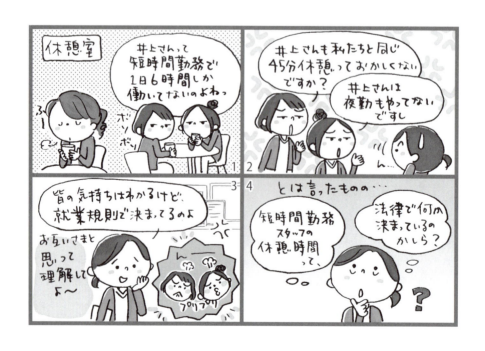

根拠法令・判例等

■労働基準法

・第34条〔休憩〕

使用者は、労働時間が6時間を超える場合においては少なくとも45分、8時間を超える場合においては少なくとも1時間の休憩時間を労働時間の途中に与えなければならない。

2項　前項の休憩時間は、一斉に与えなければならない。ただし、当該事業場に、労働者の過半数で組織する労働組合がある場合においてはその労働組合、労働者の過半数で組織する労働組合がない場合においては労働者の過半数を代表する者との書面による協定があるときは、この限りでない。

3項　使用者は、第1項の休憩時間を自由に利用させなければならない。

・第40条〔労働時間および休憩の特例〕

（略）公衆の不便を避けるために必要なもの、その他特殊の必要あるものについては、その必要避くべからざる限度で、第32条から第32条の5までの労働時間および第34条の休憩に関する規定について、厚生労働省令で別段の定めをすることができる。

■労働基準法施行規則

・第31条〔休憩時間の特例〕

法別表第1第4号、第8号、第9号、第10号、第11号、第13号および第14号に掲げる事業ならびに官公署の事業（同表に掲げる事業を除く）については、法（労働基準法）第34条第2項の規定は、適用しない。

■通達

・1948（昭和23）年10月30日付基発第1575号「休憩時間中の外出の許可制」

休憩時間の決まりごとは？

　皆さんの病院でも短時間正職員制度を導入していますか？　多様な働き方をするスタッフが増えてくると、それだけ管理する側は大変になってきますよね。この事例のような休憩時間の問題は、どうなっているのでしょうか。

　休憩時間については、労働基準法第34条に記されています。これを「休憩時間の三原則」と呼ぶ人もいます。簡単にいうと以下のような内容です。

①休憩時間は、労働時間が6時間を超えると45分、8時間を超えると1時間、労働時間の途中に与えなければならない

②休憩時間は原則一斉に与えなければならない

③休憩時間は自由に使える

　この原則を踏まえると、この事例の回答は「法的には、6時間以下であれば休憩は与えなくてよい」となります。

　また、法的に1日の労働時間は8時間を超えることができないので、法律の規定だけ見れば、1日8時間の労働時間に45分の休憩時間を与えれば合法となります。つまり、法的には休憩時間は45分で十分ですよということです。

他にもある休憩に関するお役立ち情報

　お役立ち情報をもういくつか申し上げておきましょう。

　1つ目は、法律で「8時間を超える勤務であれば休憩を1時間与える」とあります。でも8時間以内であれば45分でよいわけです。8時間を超える勤務とは、時間外労働を合わせてもいえることです。何が言いたいかといえば、1時間の休憩時間を設定していても8時間以下なら45分でよいので、休憩時間を分割（45分と15分）しても問題ないということです。「忙しくてお昼もなかなか行けない」とよく聞きますが、それなら昼は45分で食事だけ済ませ、夕方15分の休憩を取るということでも法律違反ではありません（就業規則などは要チェックです）。実は、休憩時間の長さのことは法律に記載されていますが、分割のことは書かれていません。通常、細分化しすぎて休憩できていない状況は問題であるとされていますが、二分割程度は認められる範囲です。こういった勤務の活用も、上手な労務管理となるかもしれませんね。

　注意していただきたいのは、休憩時間は「労働時間の途中」に与えなければならないことです。「まとめて最後に1時間の休憩」はできないのです。休憩はいらないから早帰りや遅出をさせるということはできない、ということになります。

　2つ目は、「休憩時間は原則一斉に与えなければならない」です。でも、そんなことをしたら病院は成り立ちませんよね。一斉に休憩時間を取るということには、そうしないと本当の休憩にならない場合（交替で電話番をする。問い合わせに答えているとその人が休憩できないなど）があるからです。とはいえ、工場ならいざ知らず、サービス業ではまず不可能です。

　これには法律もきちんと対応を考えています。労働基準法第34条第2項には、労働者代表と協定を結べば一斉でなくても構わないこと、また同法第40条には、公衆の不便を避けるために必要な業種なら一斉でなくても構わないとなっており、厚生労働省令で病院はその業種に入っています。さらに労働基準法施行規則の第31条では、労働基準法第34条第2項の適用外に病院を指定しています。

　3つ目は、「休憩時間は自由に使える」ですが、これは厚生労働省通達「休憩時間中の外出の許可制」で、「事業所内で休憩の自由が保障されていれば、外出などは許可制にするなど制限を加えてもよい」ことになっています。つまり、休憩時間は心身の疲労を回復するための時間ですから、どこへ行って何をしてもいいわけではありません。そのため疲労回復をさまたげるような外出は、制限できることもあるのです。

> **今回のまとめ**
> - 休憩時間は、労働時間が6時間を超えると45分、8時間を超えると1時間を与えなければならない。
> - 途中付与・一斉付与・自由利用の「休憩時間の三原則」のうち、病院は一斉付与の適用除外になっている。
> - 休憩時間を分割することは合理的な範囲内なら認められる。
>
> つまり短時間勤務でも労働時間が6時間を超える場合は、少なくとも45分の休憩時間を与えなければなりません。ちなみに事例に出てきた亜美の病院では、6時間の短時間正職員にも、就業規則で45分の休憩を与えると決めているようですね。

問題解決の糸口をつかむためのアドバイス

休憩時間についてはおわかりいただいたかと思いますが、この事例のような問題が起きるのは、病院でも多様な働き方をする人が増えてきたからだと思います。「短時間正職員制度」がその一例です。師長の皆さんなら、日本看護協会が出している『Are You Happy：看護職のワーク・ライフ・バランス推進ガイドブック』[1]をご覧になられたことがあるでしょう。この冊子の20〜23ページに、「ワーク・ライフ・バランスの推進はあなたから」ということで、あなたが師長だったらどう動けばいいかなどが説明されています。また14ページには、「ワーク・ライフ・バランス支援策とその基盤」の図表のトップに「多様な勤務形態」とあり、ワーク・ライフ・バランスを支えるためには、まさに多様な勤務形態の人たちが協業することと記されています。短時間正職員制度は、その多様な勤務形態を支える制度です。厚生労働省もこういう働き方を推奨していて、さまざまな動きをしています。だからこそ、多様な勤務形態は働く側の大きな潮流だと理解してください。今回の「働き方改革」はまさに多様な働き方を実現するために、法制化という大きな歩みを進めたということです。多様な働き方をする人をどう活用すべきか、試行錯誤する段階は終わり、実用段階に歩を進めなさいという国からの背中押しだといえます。

法律の定めを制限ととらえると、その条件を満たさなくてはという考え方になりますが、「活用のポイント」ととらえると、たとえば一律、1時間を一部分割して休憩させていたのを、1時間取得する人と分割する人を業務に合わせて分け、業務を回しやすくできないかなどの工夫を考えるきっかけになると思います。法律を知ることは、管理するうえで気をつけなければならないポイント（あなたや組織を守るポイント）を教わるだけでなく、目的＝よい看護を行ううえでの工夫の出発点をつくってくれるのです。

●引用参考文献
1）日本看護協会. Are You Happy：看護職のワーク・ライフ・バランス推進ガイドブック. 2016〔平成28〕年3月1日. https://www.nurse.or.jp/home/publication/pdf/kakuho/2016/wlb_guidebook.pdf （2019年7月19日閲覧）

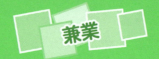

兼業は許される？
今日的な副業のあり方は？

　パート契約で週4日働いている看護師の富竹さんは、どうやらほかの病院でもパートで働いているようです。最近、どうも疲れからくるのか「ヒヤリ・ハット」を連発しています。亜美は注意をするのですが、富竹さんは「わかりました」と言うだけでヒヤリ・ハットはなくなりません。心配になって富竹さんにいろいろ話を聞くと、事情があってやはり別の病院でも働いているとのことです。休みなく働いていては疲れが取れないので事故を起こさないか心配でしかたありませんし、「そもそも兼業は就業規則で禁止されてたし、何より労働時間に関与してあげないと健康面も問題よね」と悩む亜美でした。

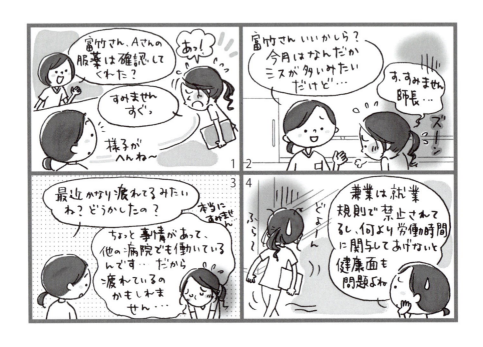

根拠法令・判例等

■労働基準法
・第2条(労働条件の決定)
2項　労働者および使用者は、労働協約、就業規則および労働契約を遵守し、誠実に各々その義務を履行しなければならない。
・第38条(時間計算)
労働時間は、事業場を異にする場合においても、労働時間に関する規定の適用については通算する。

■労働契約法
・第2条(定義)
この法律において「労働者」とは、使用者に使用されて労働し、賃金を支払われる者をいう。
・第3条(労働契約の原則)
4項　労働者および使用者は、労働契約を遵守するとともに、信義に従い誠実に、権利を行使し、および義務を履行しなければならない。

■判例
・小川建設事件:東京地裁1982(昭和57)年11月19日判決
※判旨は「資料編」の221ページに掲載

就業規則の中で兼業はどう決められている?

　医療業界では医師を中心に、所属している病院とは別の施設で働くケースが多いように感じられます。応援業務ということで、手術や外来、当直などが行われていますよね。当然これも立派な兼業となります。看護師にはあまりこのような例はないかもしれませんが、パートで働く看護師の中には、いくつかの病院やクリニックに勤めている人がいるかもしれません。看護師の業務は厳しいものですから、あちこち兼業していると疲れも取れず、医療安全上も問題になることが多いかもしれませんね。
　ここで、皆さんの病院の就業規則で兼業について決められている部分があるかどうかをチェックしてみてください。まず間違いなく、兼業禁止規定があるのではないかと思います。たいていの病院では、兼業は「原則禁止」で、「だが、許可があれば認める」というものではないでしょうか。ここで疑問を持たれた人は、なかなか問題意識があると思います。労働契約法第2条では、「この法律において『労働者』とは、使用者に使用されて労働し、賃金を支払われる者をいう」とされていますから、労働時間以外の賃金が支払われていない部分は労働ではないわけです。つまり、労働ではないから労働時

間以外は「何をするのも自由」なはずで、「病院にその自由な時間まであれこれ言われる筋合いはないわ」と思う人もいるかもしれません。

では、この事例に登場した富竹さんのような場合は、何も言えないのでしょうか。検証してみましょう。

病院の就業規則は自由時間まで束縛できるのか

まずは驚愕の答えからお教えしましょう。「兼業禁止の就業規則は、制限はあるもののその法的合理性は認められている」というのが答えです。ぶっちゃけて言うと、「病院の就業規則は自由時間まで束縛できる」ということです。実はこの内容は判例から出てきています。さまざまな判例で、就業規則に兼業禁止条項があれば、自由時間の使い方で制限を受けることがあるとされています。

では、どうしてそんな判例が出たのでしょうか？ まずは労働基準法第2条第2項に「労働者および使用者は、労働協約、就業規則および労働契約を遵守し、誠実に各々その義務を履行しなければならない」とあります。また、労働契約法第3条第4項には「労働者および使用者は、労働契約を遵守するとともに、信義に従い誠実に、権利を行使し、および義務を履行しなければならない」ともあります。労働者は、誠実にその義務である労働を行いなさいと法律は言っています。実はそのために、義務である労働を誠実に提供する目的で休日を使わなければならないという側面が存在します。その根拠となる判例に、「労働者がその自由なる時間を精神的・肉体的疲労回復のため適度な休養に用いることは、次の労働日における誠実な労働提供のための基礎的条件をなすものであるから、使用者としても労働者の自由な時間の利用について関心を持たざるを得ず、また、兼業の内容によっては企業の経営秩序を害し、または企業の対外的信用、体面が傷つけられる場合もあり得るので、従業員の兼業の許否について、労務提供上の支障や企業秩序への影響などを考慮したうえでの会社の承諾にかからしめる旨の規定を就業規則に定めることは、不当とは言いがたい」というものがあります（小川建設事件）。この判例では、就業規則の兼業禁止規定が合理性を持つための要件として、①労働者はきちんと労働を提供する義務を果たすために、休憩を取り疲労回復を図らなければならないこと、②兼業が企業の対外的信用や労務提供上の支障、企業の秩序を乱さないようにすること、以上①②を企業が求めること、と定義しています。

この事例では、「ヒヤリ・ハット」の頻度が増えるなど業務に支障をきたしていますし、誠実な労働を提供できる状態の疲労回復が得られていないことに関連づけて考えられそうですので、就業規則に兼業禁止条項があれば就業規則違反、なくても労働者として法律でも定められている誠実な労務の提供ができていないなら労働契約違反となりますので、兼業をやめさせられないかもしれませんが、制限することは可能になると考えられます。

なお、就業規則違反であっても、懲戒解雇にできるか否かは別問題だと思ってください。判例では、就業規則に兼業禁止条項があれば就業規則違反といえるとしていますの

で、もしなければ就業規則違反とはならないわけです。具体的にいえば、富竹さんの勤務状況に問題がない、ヒヤリ・ハットもほかの人と変わらない程度など、何ら問題を認めない勤務状況であれば、兼業禁止違反とはいえないと判断されます。ましてや昔から慣例的に見て見ぬふりをしてきたなどがあれば、就業規則違反とはいえないことになります。

兼業している労働者の時間外手当はどこが支払うのか

おまけの情報です。この富竹さんのように複数の場所で仕事をしていたとして、1日8時間・1週40時間（労働時間についての具体的な説明は、55ページの『時間外労働って何？』をご覧ください）以上仕事をした場合の時間外手当はどこが支払えばいいのでしょうか。「えっ！ そもそもどちらも8時間を超えないんじゃない？」とか、「そりゃ時間外労働をしたほうでしょう。だから、8時間を超えたほうが支払うに決まってるんじゃない？」とか思っていませんか？ これもちょっと「あれっ!? そんなのわりに合わないよ」と思える答えになるのです。

まず労働基準法第38条には「労働時間は事業場が異なる場合でも通算する」とあります。つまり複数の場所で仕事をしている場合は、労働時間を通しで考えることになります。さらに「本人との労働契約を時間的にあとに締結したほうが、時間外労働が発生したときに割増賃金を支払い、三六協定を結ぶ必要性がある」という行政解釈があるそうです。これは、行政に「どちらが払うんですか？」と聞くと、どこで聞いてもこの回答が返ってくるという意味です。

具体的に説明します。

「富竹さんはもともとA病院で働いていて、その後、Bクリニックで働き始めました。どちらの病院もそのことを知っています」

①ある日、富竹さんはA病院で9時から16時まで勤務しました。休憩は1時間なので、実質6時間働いたことになります。その後、Bクリニックで17時から20時まで3時間勤務しました。休憩はありません。

→この場合、Bクリニックが1時間の時間外手当を支払わなくてはなりません。

②別の日に、富竹さんはA病院で9時から18時まで勤務しました。休憩は1時間なので、実質8時間働いたことになります。その後Bクリニックで18時30分から20時まで1時間半勤務しました。休憩はありません。

→この場合、Bクリニックが1時間半の時間外手当を支払わなくてはなりません。つまりBクリニックではたった1時間半しか働いていないにもかかわらず、そのすべてが時間外労働となってしまうのです。

この結果はなかなか驚きでしょう。これが労働法の実際です。

国は副業・兼業を原則認める方向で動いている

　この兼業についてですが、「働き方改革」に関連して新たな動きが起こっています。2017（平成29）年3月に出された「働き方改革実行計画」の中に「柔軟な働き方がしやすい環境整備」を実現する計画の1つとして「副業・兼業の推進に向けたガイドラインや改定版モデル就業規則の策定」があげられています。そしてそれは2018（平成30）年1月に、厚生労働省『副業・兼業の促進に関するガイドライン』として実際に出されました。

　内容を見てみると、このガイドラインを策定することになった要因として、①副業・兼業に関する法的規制はない、②副業を希望する者が増えてきている、③副業・兼業を規制している企業が大多数である、④労働者が労働時間以外の時間をどのように利用するかは、基本的には労働者の自由であり、副業・兼業を認める判例が増えてきているなどから、国としてはこの「働き方改革」で副業・兼業を推進できるようにガイドラインを策定する、としています。つまり、国家として「働き方改革」を進めていかなければならない理由から、さらに働ける人は「副業・兼業」をしてしっかり生産性を上げ、国家に貢献してね、というのが本音で、副業・兼業がしやすい体制を整えようとしているわけです。

　驚くことに、2019（平成31）年3月に厚生労働省が出した『モデル就業規則』にある副業・兼業の規定が、それまでのものと様変わりしています。以前のものは、「副業・兼業は原則禁止。特別な理由がある場合は、許可を受けてね」というかたちでしたが、今の『モデル就業規則』では、「勤務時間外なら原則自由。届けを出してもらえば可能だけど、その仕事の内容によっては禁止するよ」というかたちに変わっています。もちろん、この項で説明したように、本業を誠実に行う義務に大きく影響を与えている副業・兼業であれば禁止できるのは変わりませんが、裁判例で認められている例が増えてきている以上、国としても原則認めることにしたほうが賢いと判断したのでしょう。それに、国力維持の大目的にもかないますしね。

　とはいえ、労働時間の把握と時間外手当の支払い義務の問題、健康管理の問題、使用者の安全配慮義務の問題は、ガイドラインを読む限り「〜するのが望ましい」「〜適当である」「〜留意が必要である」となっていて、曖昧なままです。国の見切り発車感は否めません。でも、単純に副業・兼業を否定できない時代になったとはいえるでしょうし、そうなれば曖昧なガイドラインのもと、管理職が気を回さなければならないことが増えるのはつらいですよね。

今回のまとめ

- 原則、就業規則では、労働時間以外の労働者の時間を束縛することはできない。
- ただし、次の労働日に誠実な労働提供が妨げられる恐れがあったり、病院の経営秩序を乱したり、病院の対外的信用や体面が傷つけられる場合は、兼業禁止などの就業規則は合理性が認められ、有効である。
- 兼業禁止条項に違反したからといって、すぐに懲戒にできるかどうかは別問題である。
- 兼業時の時間外手当は、少なくとも法定8時間を超える部分で支払わなければならないが、その支払いは労働契約があとになった施設が行う。
- 「働き方改革」では、副業・兼業は原則認める方向が望ましいとなっている。今後の動向に注意が必要。

　今のところは兼業を制限する方向でしょうが、兼業許可制から副業・兼業を原則自由にしていく流れとなってくるでしょう。

問題解決の糸口をつかむためのアドバイス

　不景気になると、時間外手当の削減などで手取りの給与が減ってしまうケースが多くみられると思います（病院は忙しい業種なので、そんなことはないかもしれませんが……）。そんなときに兼業する職員が出てくるわけです。医療業に特有な理由としては、「忙しくてどうしようもないとムリムリ頼まれて」兼業するケースもあるようですが……。

　とはいっても、ヒヤリ・ハットが増える、よく居眠りが見られる、残業を拒否する、病院の体面が傷つけられるなどの問題が出る場合は、規定を盾に注意するしかありません。しかし、個人的な生活上の問題からそのような兼業を行っているケースもあるので、そこはしっかりと事情を聞いてあげる必要があります。頭ごなしに「ダメ」と言ってしまうと、反発してますます隠れて行うこともあり得ます。

　病院が兼業を禁止しているものの、場合によっては許可するのならば、その条件に適合しているかどうかを師長として確認してあげる配慮をすれば、本人も納得して医療安全に協力してくれるはずです。本人もお金は必要でしょうが、医療事故は避けたいはずですから。

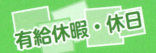
有給休暇・休日

休日と休暇の違いは？

　新人の新谷（杏奈）さんは、一般の会社に勤めている友人たちと食事をした際に「看護師は日曜日も祝日も勤務があるから、いっぱい手当がついてるでしょ。おごってよ」と言われました。そこで新谷さんは家に帰って改めて給与明細を見ましたが、とくにそれらしき手当はついていません。翌日、亜美のところにやって来た新谷さんは、「師長！　日曜日に出勤しているのに手当がありません。手当が忘れられていませんか？」と言います。「……」。あきれて言葉が出ない亜美でした。

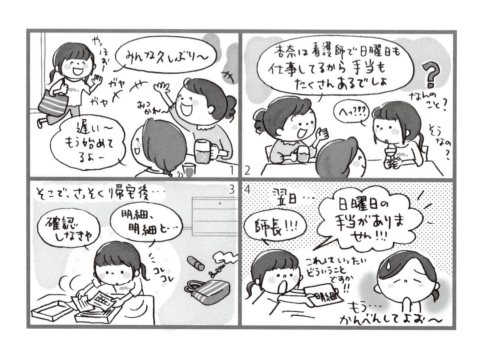

> ### 根拠法令・判例等
>
> ■労働基準法
> ・第35条（休日）
> 　使用者は、労働者に対して、毎週少なくとも1回の休日を与えなければならない。
> 　2項　前項の規定は、4週間を通じ4日以上の休日を与える使用者については適用しない。

休日って何？？？

　師長の皆さんが勤務表を組む作業は、なかなか大変だと思います。毎月毎月、勤務表作りに悩んでいるのではないでしょうか。「日勤は誰、夜勤は誰、それぞれ人数は何人になるかしら」と業務に合わせて検討しているわけですから、大変ですよね。さらに、スタッフは「ここを休みたい」なんて好き勝手に言ってくれますものね。では、勤務表を組む際にまず何をしていますか？　たぶん、誰が・いつ・何人休むのかと、「休み」を明らかにすることから始めていると思います。

　またまた皆さんに質問です。休日と休暇は違うのでしょうか？　こう質問すれば、「違う」が答えとなりますが、では「どう違う」のでしょうか？　そもそも最初に「休みを明らかにしますよね」と言っておいて、唐突に「休日と休暇は違うか？」と聞くのはなぜでしょうか？

　いろいろな病院の就業規則を拝見すると、ほぼ100％どちらの言葉も使われています。では、この2つは区別されているのでしょうか？　たぶん就業規則では区別しているはずですが、皆さん自身は区別できているでしょうか？　これも推測で申し訳ないですが、区別されていないと思います。

　まず、「休日」とは何かを説明しましょう。それは、労働契約によって定められた「労働義務のない日」のことです。また、このように法律で定められている休日を、「法定休日」と呼びます。

　労働基準法第35条と同条第2項の条文をよく見ると、意外なことに気がつきます。実は法定休日は、1週間で1日、または4週間で4日以上与えればよいことになっています。ここで注目は、「休日を何曜日に与えなければならない」とはどこにも書かれていないことです。決めれば、火曜日でも水曜日でも構わないのです。休日は労働契約で規定されますから、法定休日以外の休日も存在するかもしれませんね。ちなみに休日に勤務をさせるには、三六協定と休日手当の支払いが必要となります。

　外来勤務者などは、日曜・祝日が休日となっていることが多いため、よく誤解しますので要注意です。休日は週1日与えればよいので、事前に予定して、休日を日曜日からほかの曜日に変更することが可能です。もし日曜日に交代で勤務があるなら、事前にそ

の人の休日を、勤務する日曜日からほかの曜日に変更しておけば、日曜日に勤務しても休日労働とはなりません。

つまり、この日は休日労働ではないので、休日手当の支払いも必要ないわけです。しかし、変更した日に出勤させれば休日労働となることは、理解いただけると思います。病棟勤務者はもともとそのような勤務をしていますので、全く違和感を覚えないかと思いますが、外来勤務者は往々にして、間違ったクレーム（休日労働をしたのに休日手当がつかない、代休をもらえないなど）を言う傾向があります。

では、休暇とは何か？

一方「休暇」は、「労働義務のある日」を休むことです。休暇には、有給休暇や生理休暇のような「法定休暇」と、慶弔休暇のように任意に与えることができる休暇があります。法的には、有給休暇以外は有給とする必要はありません。有給とするかどうかは、それぞれの病院で決定します。

実は休暇は、職員から請求がなければ与える必要はありません。職員には、法律や就業規則で定められている休暇を取る権利はありますが、請求がない限り使用者には与える義務はありません。つまり職員から言われない限り、与えなくても何ら問題はないわけです。じゃあ、休暇は請求させなければ与えなくてもいいんだ！ということになりますね（ありゃ、変なことを言っちゃったかも！）。

以上、休日とは何か、休暇とは何かについてお話ししてきましたが、これだけお話しすれば、この事例で新人の新谷さんが言ったことは間違っていると、もうおわかりだと思います。

今回のまとめ

- 休日と休暇は違うものである。
- 休日は「労働義務のない日」のこと。法律では、1週間で1日、または4週間で4日以上与えなければならないと定められている。
- 休暇は「労働義務のある日」に労働を免除されること。
- 休暇は請求されなければ与える必要はない。

説明したように法定休日に曜日指定はありませんから、1週のうちのどこか1日、休みを与えればよいことになります。就業規則に日曜日を休日とすると定めておらず、事前に休日をいつと設定する場合は何曜日に設定してもよいのです。しかし、休日は必ず与えてください。これは本来、「今月取れなかったから、来月そのぶんを取ってね」とは言えません。なぜなら法律や労働契約で、「休日はその日に働かなくても規定の給与はもらえる」と定められていますので、もし休日に働いたら法律違反となり、"罰則"の休日手当を支給しなければならないからです。

> **問題解決の糸口をつかむためのアドバイス**

「外来勤務者は勘違いしやすい」と言いましたが、法律では法定休日は週1日与えればよいので、それをうまく活用できることもおわかりかと思います。日曜・祝日の外来のない日に、処置などのために外来勤務者を交代で出勤させなければならない場合、まさか休日手当を支払っていませんよね？ 体制が許すのであれば、ぜひその休日出勤者の休日を、別の曜日に事前に変更しておいてください。そうすればその人は日曜日が勤務日となり、別に設定した曜日が休日となりますので、日曜日に仕事をしても休日手当を支払う必要はありません。

しかしこれって病棟では当たり前にしているのに、どうして外来ではこんなクレームが出るんでしょうね。やっぱり人は、自分の都合のよいように法律や規則を解釈しますのでこうなります。その際はきっぱりと、「休日を別の曜日に設定しているのだから、日曜日は休日ではないのよ」と言ってください。きっぱりと、毅然として言いましょう。

休暇は、請求させなければ与えなくてもいいと言いました。ある一面その通りですが、意図的にさせないのは、とくに有給休暇においては問題です。意図的に請求させないと職員に不満が残ります。もし、どうしても請求してもらうことができないのであれば、その状況を納得してもらいましょう。本当に業務が忙しく、皆で手一杯にやっているのであれば、「申し訳ない」という気持ちと、「今、この忙しい状況に対応していかなければならない必然性」の説明をし、理解してもらえば、たぶん自ら請求はされないと思います。

最後に、そうはいっても決められた休みは、取れるようにしてあげるのが上司の仕事です。そのためには、まず計画的に業務を進めるのが特効薬です。計画的に業務を進めるには、必要性の低い業務は効率よく進める、もしくはやめてしまうことが必要です。すると、計画的に休みを取得できます。その努力をしてもなかなか休めなければ、最後は「休暇は請求されなければ、与えなくてもいい」です。少し気が楽になりませんか？ あっ、くれぐれも「休暇」ですよ。「休日」ではありませんから、間違えないでくださいね。

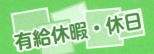

年5日の年次有給休暇を確実に取得させるには？

亜美の病院では、従来からリフレッシュ休暇として、毎年全員に連続5日間の休みが有給で与えられる制度があります。「年次有給休暇の5日間付与義務」が2019（平成31）年4月1日から始まるにあたり、このリフレッシュ休暇の付与日を病院側から指定すれば法律も守ることができ、昨年までと同じ休暇日数になるので現場の運営もうまくいくと亜美は思いました。「われながらいいアイデアを思いついた」と部下の皆に自慢げに説明しました。すると新人の新谷さんから、「たしか厚生労働省のパンフレットには、別の休暇を転用してこの5日間の年次有給休暇の代わりにするのは違法とありましたけど？」と疑問の声が上がりました。亜美はこれに返答することができず、「調べて返事しますね」とあたふたしてしまいました。

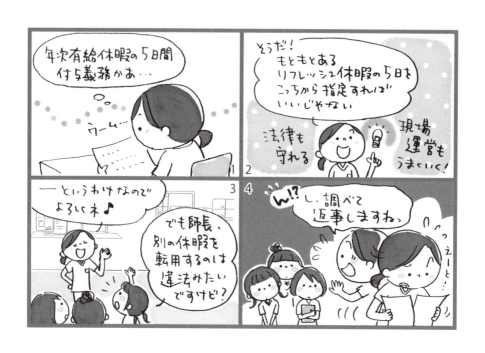

根拠法令・判例等

■労働基準法

・第39条（年次有給休暇）

7項　使用者は、第1項から第3項までの規定による有給休暇（これらの規定により使用者が与えなければならない有給休暇の日数が10労働日以上である労働者にかかるものに限る。以下この項および次項において同じ）の日数のうち5日については、基準日（継続勤務した期間を6カ月経過日から1年ごとに区分した各期間〔最後に1年未満の期間を生じたときは、当該期間〕の初日をいう。以下この項において同じ）から1年以内の期間に、労働者ごとにその時季を定めることにより与えなければならない。ただし、第1項から第3項までの規定による有給休暇を当該有給休暇にかかる基準日より前の日から与えることとしたときは、厚生労働省令で定めるところにより、労働者ごとにその時季を定めることにより与えなければならない。

・第120条（罰則）

次の各号のいずれかに該当する者は、30万円以下の罰金に処する。

　1号　第39条第7項、その他略

・第121条（罰則）

この法律の違反行為をした者が、当該事業の労働者に関する事項について、事業主のために行為した代理人、使用人その他の従業者である場合においては、事業主に対しても各本条の罰金刑を科する。ただし、事業主（事業主が法人である場合においてはその代表者、事業主が営業に関し成年者と同一の行為能力を有しない未成年者または成年被後見人である場合においてはその法定代理人〔法定代理人が法人であるときは、その代表者〕を事業主とする。次項において同じ）が違反の防止に必要な措置をした場合においては、この限りでない。

■資料

・厚生労働省・都道府県労働局・労働基準監督署（2019〔平成31〕年3月）「年5日の年次有給休暇の確実な取得　わかりやすい解説」パンフレット
（https://www.mhlw.go.jp/content/000463186.pdf）

「使用者が有給休暇を指定して与える」とは？

　この事例は「働き方改革」の2大目玉政策の1つです（もう1つは、70ページの「時間外労働の上限規制」です）。厚生労働省発行の『年5日の年次有給休暇の確実な取得わかりやすい解説』パンフレットには、これまで「年休の取得日数について使用者に義務なし」となっていたのが、2019（平成31）年4月から「年5日の年休を労働者に取得

させることが使用者の義務となる（対象：年休が10日以上付与される労働者）」とあります。つまりこれからは、使用者はそこで働く労働者に、最低でも年間5日間の年次有給休暇を取らせなくてはならないと法律で決められたということです。

法律で決まったので罰則規定まであります。このことについて就業規則に記載していなかったり、実際に5日間取らせないと、「30万円以下の罰金」と定められています。しかも「対象となる労働者1人につき1罪として取り扱われる」とのことなので、人数が増えると罰金額がどんどん大きくなるわけです。国も力が入っていますねぇ。

なぜ国がここまで力を入れているかというと、『平成30年就労条件総合調査 結果の概況』[1)]という統計調査の、「労働者1人平均年次有給休暇の取得状況」の数字が思わしくないからです。2017（平成29）年の1年間に企業が付与した年次有給休暇（繰り越し日数を除く）は、全業種で労働者1人平均の付与日数が18.2日、取得日数が9.3日、取得率は51.1％です。医療・福祉は、労働者1人平均の付与日数が17.0日、取得日数が8.9日、取得率は52.2％となっています。この数字だけを見ると、「けっこう取っているじゃない」と思われたかもしれませんが、そうとも言えないのです。図-1・2を見てください。

ここ20年ほど年次有給休暇の取得率は下降しています。さらに他の先進国と比較すると年平均労働時間が長く、とくに週当たりの労働時間では、49時間以上働いている人の割合が他国に比べて高いことがわかります。「時間外労働の上限規制」の事例でも説明していますが、過労死、過労自殺、病気で休職などの原因になる働き過ぎは、労働力を確保していかなければならない国家にとって、それを阻害する要因の何ものでもないわけです。もちろん、これらの問題が発生すると労働者の人生が不幸になることも自明でしょう。

なぜ"5日間"の義務づけなのか

パンフレットの「年5日の年次有給休暇の確実な取得」の項目を見ると、「すでに5日以上の年次有給休暇を請求・取得している労働者に対しては、使用者による時季指定をする必要はなく、また、することもできません」とあります。先に示した統計の結果では、全業種平均で9.3日取得しているのですから、改めて「5日間だけ」義務づけをするのは意味がないように見えます。すでに取っていたら与えなくていいので、9日も取っているのだからほぼ与える必要がないのでは？と思えるからです。

私は、ここにも厚生労働省のお役人の深謀遠慮が働いていると考えています。1つは、9.3日取得しているといってもこれは平均ですから、9.3日より少ない人もいるわけです。とくに5日取っていない人がすべて5日取ることになると、平均を数日押し上げる効果が期待できそうです。次に、年5日の年次有給休暇は義務づけなので、たいていの組織では、事前に労働者に時期を指定して示します。それが、労働者が考える年次有給休暇の取得理由や希望する取得日とぴったり一致するとは限りません。とはいえ事前に決められた取得日は、その日が来れば当然、労働者は取得します（そりゃ、事前に使用者〔この場合は上司〕から「取ってください」と頼まれるわけですから、休みやすいですよね）。それ以外でどうしても取得せざるを得ない理由があれば、事前に決められた取

図-1 年次有給休暇の取得率等の推移[2]

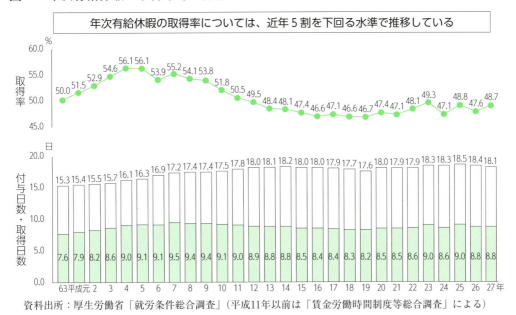

資料出所：厚生労働省「就労条件総合調査」（平成11年以前は「賃金労働時間制度等総合調査」による）

図-2 年平均労働時間と長時間労働者の各国比較[2]

○年平均労働時間

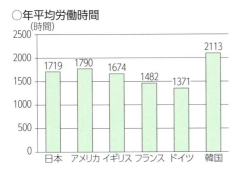

資料出所：労働政策研究・研修機構
「データブック国際労働比較2017」

〈事務局注〉
※年平均労働時間は、2015年の各国の就業者1人当たりの年間労働時間を示す。
※フランスのみ推計値。

○長時間労働者の構成比（週当たりの労働時間）

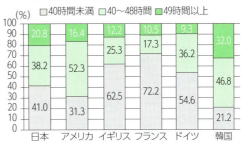

資料出所：労働政策研究・研修機構
「データブック国際労働比較2017」、ILO「ILOSTAT Database」

〈事務局注〉
※長時間労働者の構成比については、2016年の各国の就業者1人当たりの週労働時間を示す（アメリカは2013年、日本・韓国は2015年）。
　データは、ILO「ILOSTAT Database」による。
※端数処理のため、計100％とはならない（ドイツ）。

得日と違っても取るでしょうから、必然的に年次有給休暇の取得日数が増えるというわけです。私たち管理職も、取得日数が増えることを前提としておかなければいけないわけですよね（あぁ、頭が痛い）。

内閣府で策定した『第4次男女共同参画基本計画』の中で、年次有給休暇の取得率について数値目標が定められています[3]。その目標数字は「2020（令和2）年で70％の取得率を達成する」というものです。仮に昨年の年次有給休暇の平均取得日数に5日を加

えると、平均取得率は80％に近づくこととなり、この数値目標を達成できます。仕組んできますねぇ。まあ、お役所仕事ですから、「目標を達成できる法改正はしたから、実際の方策は現場で考えてね」と、現場の私たちに丸投げです。いやいや、正確には使用者に丸投げなんですが、使用者も私たち管理職に丸投げなので、しわ寄せがいくのはいつも現場です。とはいえ文句を言っていてもしかたがない（いや文句を言いたければ、選挙に行こう、かな）ので、現場でどうやって実現するかを考えないといけないですよね。次はそれを考えてみましょう。

対策を考える前に"相手"を知ろう

　ここまでつらつらと述べましたが、ではこの「年5日の年次有給休暇の確実な取得」は、どのような制度として制定されたのでしょうか。手抜きができるので、ここでも厚生労働省がつくったよくわかる（？）パンフレットを参照しましょう〔図-3〕。はい、これで年次有給休暇を5日間取得させるためのポイントがよくおわかりいただいたかと思います。と、終わらせてしまうと「この本を買う価値がないじゃない」と皆さんに叱られてしまいますので、少し補足をしておきます。

　今回の法改正は、年次有給休暇を10日以上付与されている人だけが対象です。ですから10日与えられていれば、職員身分等は関係ありません。パート職員でも10日与えられていれば、5日間の義務づけは行わなければなりません。この"10日"には意味があります（断言していいのかなぁ。どこにも明示されていないので、私の考えなのですが……）。年次有給休暇は計画的付与であっても、5日間は必ず労働者の自由に使えるように法規制されています。もともと年次有給休暇は労働者の権利ですので、完全に自由に使えるはずのものです。年次有給休暇の計画的付与は、有給休暇を取りやすくするための方策ですが、一方で労働者の権利を束縛することにもなるので、すべて計画的付与にはできないという考え方から、5日間はその対象から外されています。この「自由に使っていい最低限の5日間」と、「予定を使用者が決めて必須で与える5日間」を足すと10日間となりますので、この条件がついたのではないかと思います。では、年次有給休暇の付与が10日未満の人はどうなるのかというと、付与されている年次有給休暇の日数すべてが自由に使用できるのは、言うまでもありません。

　次に、ではこの5日間は使用者がどう指定すればいいのでしょうか？　ここで出てくるのが「基準日」です。基準日とは、年次有給休暇が与えられる日のことをいいます。労働基準法の規定を思い出された人は、「法律では入職して6カ月経ったら10日与えられるとあったな」とピンとくるでしょう。そうです。この年次有給休暇が与えられる日を「基準日」といいます。4月1日に入職した新人なら、法律の規定では10月1日が基準日となります（といっても無条件に与えられるわけではないですよ。出勤率が80％以上ないと与えられません）。となると、年度は4月1日から翌年の3月末日までなのに、年次有給休暇の5日間の付与は10月1日から翌年の9月末日までの1年間と、半年ずれてしまいます。

図-3 「年5日の年次有給休暇の確実な取得」のための7つのポイント

Point 1　対象者
年次有給休暇が10日以上付与される労働者が対象です。

Point 2　年5日の時季指定義務
使用者は、労働者ごとに、年次有給休暇を付与した日（基準日）から1年以内に5日について、取得時季を指定して年次有給休暇を取得させなければなりません。

Point 3　時季指定の方法
使用者は、時季指定にあたっては、労働者の意見を聴取しなければなりません。また、できる限り労働者の希望に沿った取得時季になるよう、聴取した意見を尊重するよう努めなければなりません。

Point 4　時季指定を要しない場合
すでに5日以上の年次有給休暇を請求・取得している労働者に対しては、使用者による時季指定をする必要はなく、また、することもできません。

Point 5　年次有給休暇管理簿
使用者は、労働者ごとに年次有給休暇管理簿を作成し、3年間保存しなければなりません。

Point 6　就業規則への規定
休暇に関する事項は就業規則の絶対的必要記載事項（労働基準法第89条）であるため、使用者による年次有給休暇の時季指定を実施する場合は、時季指定の対象となる労働者の範囲および時季指定の方法等について、就業規則に記載しなければなりません。

Point 7　罰則
Point 2・Point 6に違反した場合には罰則が科されることがあります。

　さらに気づいた人はよく理解されていると思いますが、途中入職だとどうなるのでしょうか？　そうです、その通り。入職した日から6カ月ですから、年次有給休暇の5日間付与の1年は皆バラバラになります。お気づきの通り、「きちんと与えたかどうか管理が大変」なんです。それゆえ、**図-3**のPoint 5の「年次有給休暇管理簿」が必要になるわけです。これは労働基準監督署がきちんとやっているかの取り締まりにも利用できますから、「つくれ」と義務づけされるわけです。人事でシステム対応してくれないと、手書き管理はちょっと大変かもしれません。人事課に押しつけておきましょう（これは法律で定められている重要事項ですので、病院を上げて取り組むべきことです。自院ではどのように管理するのか、きちんと確認しておきましょう）。

　このように基準日はバラバラになりますが、「あれ!?　私のところでは皆が同じ日に有給休暇を与えられているわ」という人もいるかと思います。この基準日の設定は、労働者に不利益にならなければ変更は可能ですので、それを利用して基準日が統一されてい

るかもしれません。統一されていれば管理はしやすくなるのですが、統一する際の手順で、有給休暇がほかの人と異なる日数になったり、5日間の年次有給休暇の運用が違ったりすることがありますので注意しましょう。詳しく説明すると長くなるので、ここは厚生労働省のパンフレットを見てください（省略したので、私は楽しちゃいました）。

さて、話は戻りまして「5日間の指定のしかた」ですが、労働者の意見を聞くことが義務づけされています。そしてその意見を尊重する努力をしなければなりません。そのうえで、使用者の責任で「この日に休んでください」と指定するわけです。ですから、一方的に割り振ることはできません。シフトを組む者としては手間ですが、しかたがないですね。希望を聞きましょう。少し救われるのは、「努力はしたが、最終的に希望と違う日になった場合はしかたがない」と法律は言ってくれています。ただ、希望の日以外を指定されれば、労働者が自由に使える有給休暇を使って希望の日に取得する可能性が残されます。お役人は「しめしめ。有給休暇の取得率が上がる」と思うでしょうが、現場を預かるものとしてはたまりませんね。結果的に希望をできるだけ叶える必要があり、さらに納得できる日程を設定しておかないと、追加で取得される危険（危険と言っちゃまずいかも？）があるわけです。

さらに、取得する日はいつ指定すればよいのでしょうか？　普通に考えると「与えなければならない1年が始まる前でしょう？」と考えませんか？　私も法律やQ&Aを読みましたが、「いつ取得日を指定しなさい」とはとくに書かれていません。いつでもいいわけです。基準日の前に1年間の予定を決めて本人に通知するもよし、放っておいて年次有給休暇の取得が5日になっていないときに、5日になるように指定してもいいわけです。ここでも「あれ!?」と思われた人は、なかなか鋭いですね。実は、この指定義務がある5日間は、労働者が自由に取得した、あるいは計画的付与で取得した年次有給休暇の日数を差し引くことができます。では、じっと待っていて5日年次有給休暇を使ってくれれば、指定しなくてもよいのでしょうか。その通りです。「じゃあ、そうしよう」と思ったあなた。「甘い、甘い」。もしも基準日から11カ月経ってまだ1日も年次有給休暇を取得していなければ、残りの1カ月で5日取らせなければならなくなります。シフトが大変になるだけですね。

個人的には、やはり基準日の前に1年間の付与日を定めておくべきだと思っています。仮にその指定日の年次有給休暇が取得できなくなれば、改めて労働者の意向を聞くことになりますが、何事も先手先手で計画的に進めれば対処もしやすくなるはずです。

> **今回のまとめ**
>
> ・使用者は労働者に、年間5日間の年次有給休暇を指定して取らせなくてはならず、取得させなければ罰則もある。
> ・年次有給休暇を10日以上付与されている人だけが対象となる。
> ・この5日間は基準日から1年のうちに与える必要がある。
> ・指定する際には、労働者の意見を聞くことは義務であり、また、その意見を尊重する努力をしなければならない。
>
> 　年次有給休暇の取得率が低くて起こっているさまざまな問題を解決するために、国が無理にでも年次有給休暇を与える制度を定めたのですから、年次有給休暇を与える日数は当然、増えます。管理職には増える前提での現場運営が求められます。休む人が増えれば延べ労働力が低下しますから、同じ業務量を維持しようとすると、1人当たりの業務量が増えるのは必至ですよね。
>
> 　まずは、すべてのスタッフに、増える業務量をお互いに引き受けなければならないという認識をしてもらいましょう。とはいっても限界がありますよね。
>
> 　そこで、1人当たりの業務量が増える分、少しでも全体の業務量を減らします。ここが管理職の腕の見せどころです。必要のない業務はないか？　手順を減らせる業務はないか？　考えてください。「そんなのいつも考えていて、これ以上ないわ」と言われるかもしれません。しかし、この業界の考えから離れたところで発想してみましょう。技術は日々進歩しているので、活用できるものはないか探してみましょう。
>
> 　そのうえで要チェックなのは、看護体制の施設基準が守れるかです。もし、年次有給休暇を取得させて施設基準が守れないのであれば、部下に「取るな」とは言えませんから、体制維持のために上申が必要です。看護部内で対応できるもの、病院全体で対応しなければならないものと、管理職であれば病院全体で考えるようにもっていかなければならないと思います。その際、こんなことはあってはいけないのですが、もしも病院幹部が「年次有給休暇を取らせるな」というような、またはこれに類する指示を明示でも黙示でもするのであれば、毅然とした態度で「それは法律違反なのでまずいのではないですか」と進言しましょう。労働基準法の第121条には、違反する者は基本現場で指示する管理職であるという前提で、この違反行為を防止する措置をしていなければ使用者も違反を問われるとなっています。病院の経営に対応を求めたのにもかかわらず、「現場でなんとかしろ」と言われて違反行為をすると、管理職が違反行為をしたものとみなされて処罰を受けることになります。証拠の録音でもしておかないと、あらぬ罪を着せられることになるかもしれません（冗談ではすまされないですね）。

問題解決の糸口をつかむためのアドバイス

　おっと、冒頭のケースの「それは違法では？」と指摘されたことについて、説明していませんでした。これも厚生労働省のパンフレットにあるＱ＆Ａ〔**表-1**〕を引用して説明しましょう。「5日間取得させなければならない法定の年次有給休暇に、法定外の有給休暇を充当させることはできない」と、Ｑ＆Ａに明確に書かれていますよね。より手厚い休みを与えていたのにさらに5日取得させろと言われるわけですから、少し納得できない部分はあるでしょうが、そう決まっています。ここに記述されているように、勝手に就業規則を変更することも「不利益変更」でできないとなれば、休みが増える前提で現場運営を考えるしかありません。これらの休みは、そこで働く人たちにとっては"あって当たり前"の休みですが、休みが手厚くなるのは間違いありませんので、それを条件に、業務負担が増えることの理解・納得をしてもらう、皆で知恵を出して業務の効率化を進めるといったことを、スタッフに依頼していくことが現実的かもしれません。

表-1　Ｑ＆Ａ：法定外の有給の特別休暇を設けている場合

Ｑ　法定の年次有給休暇に加えて、会社独自に法定外の有給の特別休暇を設けている場合には、その取得日数を5日から控除することはできますか。

Ａ　法定の年次有給休暇とは別に設けられた特別休暇（たとえば、労働基準法第115条の時効が経過した後においても、取得の事由および時季を限定せず、法定の年次有給休暇日数を引き続き取得可能としている場合のように、法定の年次有給休暇日数を上乗せするものとして付与されるものを除く。以下同じ）を取得した日数分については、控除することはできません。

　なお、当該特別休暇について、今回の改正を契機に廃止し、年次有給休暇に振り替えることは、法改正の趣旨に沿わないものであるとともに、労働者と合意をすることなく就業規則を変更することにより特別休暇を年次有給休暇に振り替えた後の要件・効果が労働者にとって不利益と認められる場合は、就業規則の不利益変更法理に照らして合理的なものである必要があります。

●引用参考文献
1）厚生労働省．平成30年就労条件総合調査　結果の概況．https://www.mhlw.go.jp/toukei/itiran/roudou/jikan/syurou/18/dl/gaiyou01.pdf　（2019年7月19日閲覧）
2）厚生労働省．（参考資料）働き方改革の背景．https://www.mhlw.go.jp/file/06-Seisakujouhou-12600000-Seisakutou-katsukan/0000190582.pdf　（2019年7月19日閲覧）
3）内閣府男女共同参画局．第4次男女共同参画基本計画（平成27年12月25日決定）．第3分野　雇用等における男女共同参画の推進と仕事と生活の調和．http://www.gender.go.jp/about_danjo/basic_plans/4th/pdf/2-03.pdf　（2019年7月19日閲覧）

有給休暇・休日

退職希望者から残有給休暇の取得を要求されたら

　亜美は9月が終わったところで、目標シートの中間面接を行っていました。面接の際に部下の尾形さんから、結婚のため年末に退職すると申し出がありました。そして「師長。長く働いてきましたが、有給休暇もろくにいただいていないので、辞める前に残っているすべての有給休暇を取らせていただきます。年末まで在籍しますが、最終の出勤は11月の半ば頃だと思います。いいですよね」と言われました。亜美が「ちょ、ちょっと待って。それじゃ年末の勤務体制が取れないわ。何とかならないかしら」と言っても、尾形さんは「取ります」の一点張りです。亜美は顔が青ざめました。

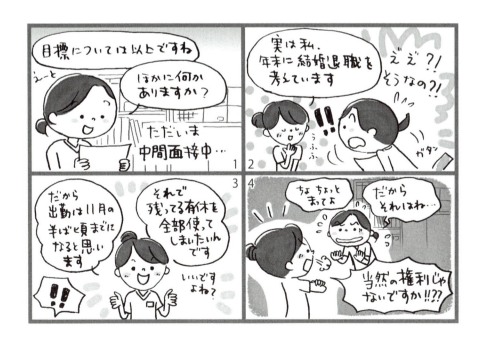

根拠法令・判例等

■労働基準法

・第39条（年次有給休暇）

使用者は、その雇入れの日から起算して6カ月間継続勤務し全労働日の8割以上出勤した労働者に対して、継続し、または分割した10労働日の有給休暇を与えなければならない。

5項　使用者は、前各項の規定による有給休暇を労働者の請求する時季に与えなければならない。ただし、請求された時季に有給休暇を与えることが事業の正常な運営を妨げる場合においては、ほかの時季にこれを与えることができる。

●「取得は我慢してね」と言ってもよいか

「辞める前に残っている有給休暇をすべて取らせていただきます」なんて言われると、師長は勤務表を組むのが難しくなるので困りますね。悩みの種だと思います。とくに毎年3月末には退職が集中しますので、退職する部下の何人かに言われたら途方に暮れちゃいますね。「そんなこと言われても、残された同僚はどうするのよ。患者さんにも迷惑がかかるし。すべてとは言わないけど、ある程度は我慢してちょうだい」と言うことは許されるのでしょうか？　結論から言うと、これは許されません。部下から有給休暇取得の要求をされたら、受けざるを得ないのです。

そもそも有給休暇とはどのようなものでしょうか？　有給休暇とは、法律で定められた有給での「休暇」であり、労働基準法第39条にあるように、一定の条件を満たした労働者には必ず与えなければなりません。そして同条第5項には、「労働者の請求する時季に与えなければならない」とあります。有給休暇は「事由を明示して申請し、許可が出れば取れます」といった類の休みとは違います。理由はいりません。請求されれば与えなくてはならないと法律で決められています。ここが有給休暇の最大のポイントです。

「でも第39条第5項には、"ただし書き"があるじゃないですか？」と言う師長は、よ〜く聞いていてください。ここに記された使用者に認められた権利を「時季変更権」といいますが、その要件はなかなか厳しいものがあります。「事業の正常な運営を妨げる」というのは、病院全体で見て、その人が有給休暇を取ることで事業継続がままならない事態に陥る場合に認める、といったレベルなのです。勤務表が組めなくなるという程度では認められないのが法律の解釈です。別の部署から応援を受ければすむ程度では認められません。仮に「時季変更権」が認められる状況であっても、退職を前に変更できる時季がなければこれまた変更は認められないのです。つまり、退職直前に有給休暇を要求されれば、何とかできる可能性はほぼありません。あとは本人に理解していただいて、要求を取り下げてもらうだけです。

年5日の年次有給休暇の取得義務づけを有効活用しよう

今回の「働き方改革」では「年5日間の年次有給休暇の取得義務づけ」が法制化されました。皆さんは「うわ～っ！ 大変！ 5日間も休ませないといけないの！」と思わず、退職時の残有給休暇が10日間（繰り越し分も含めて）も減ると喜びましょう。どうせ「まとめて残有給休暇を取る」と言われれば与えなくてはならず、残った勤務期間の中でできるだけ影響のないように分散して取ってもらうなどのお願いをして、消化することになると思います。そのうち10日間だけは2年間かけて分散して取ってもらえる、しかも「この日どう？」と持ち掛けられるわけですから、活用しない手はありません。退職前にまとめてたくさんの有給休暇を取得されることを考えれば、負担もいくらか軽減できますし、スタッフ全員が5日は休むわけですから負担も均等になるので不公平感も軽減できます。何事も考え方ひとつでしょう。

今回のまとめ

- 有給休暇は、法律で定められた有給での「休暇」である。
- 労働者から請求された有給休暇は、その時季に与えなくてはならない。つまり有給休暇は、請求されればその理由の如何にかかわらず与えなくてはならない。
- 「時季変更権」は、有給休暇を取得することで事業の正常な運営を妨げる場合にのみ使用を許される。つまり通常の状況で「時季変更権」は使用できないと考えておくべき。

このように有給休暇は、使用者からすると非常に厳しい規制のかかった「休暇」であると認識すべきなのです。

問題解決の糸口をつかむためのアドバイス

以上述べてきたことから、有給休暇をまとめて請求されたらどうにも手が出せないことはおわかりかと思います。でも、条件が整えば、1つだけ法的にも問題がないよい手があります（こんなことを言っちゃってよいのでしょうか???）。

通常、有給休暇はその権利を2年間行使できることになっています。つまり1年で使えずに残った有給休暇は、翌年まで繰り越せます。ここで1つ質問です。有給休暇はなぜ2年で消えてしまうのでしょうか？ これは、「労働基準法第115条の規定により2年の消滅時効が認められる」という通達（1947〔昭和22〕年12月15日付基発第501号）を根拠にしています。ここで着目してほしいのは、法律や通達は繰り越した古い有給休暇から使っていきなさいとは記していないことです。「有給休暇を使えば、古いものから順に使われていくのは当たり前でしょう」と思われる人もいるかもしれません。しかし、法律はどれから使えとは記していませんので、就業規則などで定めれば、新規に与えた有給休暇から使用していくことは可能です。

そうすると、繰り越したものがあっても翌1年経てば消えてなくなります。つまり、

次の年へ繰り越せる日数は、その年に新たに付与された有給休暇の残日数のみとなりますので、実質的に繰り越し日数を減らせます。これを活用して合法的に（？）取得できる有給休暇を実質上減らすこともできなくもないのです。

　まあ、このようにすると、その年に新たに与えられた有給休暇をその年間ですべて使ってしまわないと損をすると部下たちが感じて、毎年すべての有給休暇を使用されることになるかもしれません。こうなると本末転倒じゃないと思われるかもしれませんが、少なくとも退職前に、ほぼ1カ月休んで来ないというようなことは防げます。

　やっぱり、そんなにうまい方法はなさそうです。しかしここで説明したように、一挙に有給休暇を取得されないようにするには、本文でも少し触れましたが、どうやら1年間を通じて消化させておくことがポイントのようです。

有給休暇・休日

「有給休暇を買い上げて」と言われたら

　亜美のもとへ、上期で退職する昨年入ったばかりの安藤さんがやってきました。安藤さんからは、「辞めるにあたり、残っている有給休暇をすべて取得させてください」と前々から言われていました。亜美は、辞める直前にたくさんの有給休暇を修得されると残っているメンバーが大変になるので、何とか最小限の取得で済むよう依頼をしていました。そこで安藤さんが言ってきたのは、「『看護協会ニュース』2012年8月号のQ&Aに、『有給休暇は買い上げできる』とあったので、全部取得できないなら買い上げをしてほしい」ということでした。「確か買い上げは法律違反と聞いていたけど……どうなってるの？」と、わけがわからなくなる亜美でした。

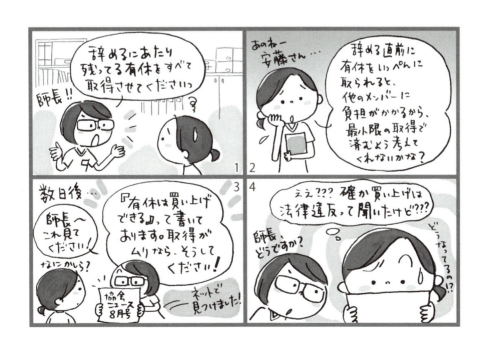

根拠法令・判例等

■通達
・1955（昭和30）年11月30日付基収第4718号
・1948（昭和23）年10月15日付基収第3650号

■判例
・創栄コンサルタント事件：大阪高裁2002（平成14）年11月26日判決
※判旨は「資料編」の221ページに掲載

有給休暇の買い上げはよいのか悪いのか？

　皆さんも目にされたことがあるのではないかと思いますが、2012年8月号の『看護協会ニュース』に「有給休暇の買い上げは違法ではないのか？」というQ&Aが掲載されていました。そこでは読者からの「違法ではないの？」という質問に対して、「違法じゃないよ」といった趣旨の回答がされていました。本来、有給休暇は要求されれば与えなくてはならず、手も足も出ないものです。そう考えていた人は、「あれ？　どういうこと??」と思われたのではないかと思います。

　労働基準法には、有給休暇の買い上げについての記述はありません。では何を根拠に『看護協会ニュース』のQ&Aでは、「買い上げは違法ではない」といった解説をしたのでしょうか？

　実は、この「違法ではない」がミソなんです。「合法ですよ」とは言っていないわけです。これらを説明するには、1955（昭和30）年11月30日付基収第4718号を紐解かなくてはなりません。

　余談ですが（ついでに寄り道しておきます）、「基発」「発基」「基収」という通達の言葉の意味を説明しておきましょう。「基発」というのは、厚生労働省労働基準局長から各都道府県労働局長へ出された通達のことをいいます。「発基」は、厚生労働省事務次官から各都道府県労働局長へ出された通達だそうです。そして「基収」というのは、法の解釈について疑義が出たときに、各都道府県労働局長から厚生労働省労働基準局長へ問い合わせをし、それに対してなされた回答のことをいうのだそうです。

　1955（昭和30）年11月30日付基収第4718号では、「買い上げを予約し、本来請求できる有給休暇を与えないのは違法」と厚生労働省の見解を示しています。有給休暇は労働者に与えられた権利で、労働者の要求に応えて与えなければならないため、本来自由に取れるものを「買い上げるから」と言って取得できなくすることは違法であるとの判断だそうです。

　そこで、使用者側から「買い上げるから取らないで」と言うのは違法だろうと皆さんもわかるかと思いますが、労働者側から「買い上げて」と要求し、代わりに有給休暇を

取らないなども違法となると示されているのです。よいことを学べましたでしょう？部下から「有給休暇を買い上げて」と言われても、「買い上げは違法だからできないのよ」と言える根拠を知ったのですから。しかしこれですと『看護協会ニュース』の説明とは違いますよね。

　ここにも例外があるのです。まず1948（昭和23）年10月15日付基収第3650号には「法定水準以上の有給休暇を買い上げた場合、違法とはいえない」と示されています。また、判例の「創栄コンサルタント事件」では、「未消化の年休を事後に買い上げる義務はない」とされていますが、前出の基収第4718号で、例外として「未取得分の有給休暇に応じて手当を支給するなど、事後の買い上げは違法とはいえないと判断される」と通達されています。

　これらの通達や判例から、以下については買い上げしたことが「違法とはいえない」と解釈されています。
①２年の時効で消滅する有給休暇
②退職時に残ってしまった有給休暇
③法定水準以上の有給休暇

　しかしこれは消極的な合法です。ですから買い上げをするかどうかは使用者の判断ですよ、といわれています。つまり病院が決めてよいのです。

今回のまとめ

- 有給休暇の買い上げは違法である。
- ただし通達や判例から、①時効で消滅する分、②退職時の残日数分、③法定水準以上分の買い上げについては、違法とはいえないと解釈されている。

　皆さん、気をつけておいてください。われわれ管理者は、部下から「退職するので残っている有給休暇を全部取って辞めます」と言われると、困って、ついつい「買い上げるからそう言わないで」と言いたくなります。事実、そんな制度を設けている病院はたくさんあるでしょう。でもでも、本来、これは違法であることを肝に銘じておいてください。「違法ではない」と言われていますが、「合法である」とも言ってもらえないものを管理手法として使うのはどうかと思います。

問題解決の糸口をつかむためのアドバイス

　とはいっても、皆さんの苦しい胸の内もよくわかります。せっかく違法ではないと言われているし、病院に買い上げ制度が用意されているのであれば、それを使いたくなるのもわかります。この有給休暇取得問題は、使用者側が時季変更権を行使する以外、打つ手はないと常々私は感じています。

　私が労働基準監督署に確認したところ、「そもそも有給休暇の主旨は、働くことで健康を害さないために与えるというものなのだから、働いているのであればその間に与えるのが本来です。だから、買い上げを

するより取得させてください」と言われました。ですから有給休暇の取得率を上げてくださいと行政指導されます。これが監督官庁のスタンスです。逆らうのはあまりよくないと思います。

　そこでおすすめするのが、毎月1日でよいので「皆で有給休暇を取ろうよ」と決めて、消化させていくことです。それが、年度末の3月になって「勤務が組めない」と悩まなくて済む最短距離の方法だと思います。もしこれで買い上げをすることになっても、額が少なくなるので看護部長から大目玉を食うことも少なくなるはずです。ただ、これですら計画的取得と見なされれば、労働者代表と協定があるのかと問われ、有給休暇を取らせているにもかかわらず「ダメ」と言われかねないのです。理不尽でしょう？

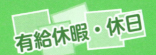

突然、有給休暇を申し出られたら

亜美が朝礼で労務管理の話をしていると、遅刻常習犯の太田さんが駆け込んできました。常習犯といっても毎回5分くらいのことなので、そのたびに亜美が「遅刻しないよう早く起きて出勤準備をしなさい」と注意すると、太田さんは「以後、気をつけます」と言って、しばらくは遅刻せずに出勤してきます。反省しているようなので、とくに遅刻とせず大目に見てきました。しかし、いつの間にかまた遅刻が始まり、繰り返します。亜美はしびれを切らして「いい加減にしなさい。いくら注意しても治らないなら、今日からは欠務にします」と宣言しました。すると太田さんは、「じゃあ、今日は有給休暇を取らせていただきます。要求すれば、拒めないですよね」と開き直りました。

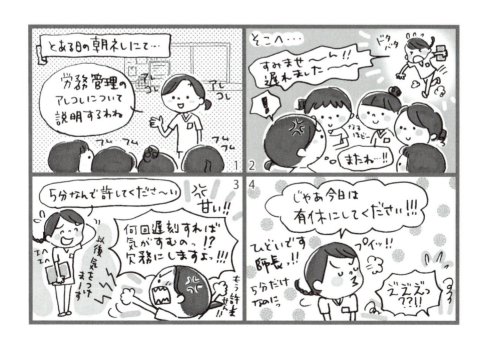

根拠法令・判例等

■労働基準法
・第39条（年次有給休暇）
　５項　使用者は、前各項の規定による有給休暇を労働者の請求する時季に与えなければならない。ただし、請求された時季に有給休暇を与えることが事業の正常な運営を妨げる場合においては、ほかの時季にこれを与えることができる。

● 有給休暇は必ず取得させなければならない？

　遅刻常習犯の部下に注意をしたら、「じゃあ、有給休暇を取ります。要求すれば、拒めないですよね」と開き直られると困ってしまいますよね。しかし、これを認めて休まれてしまっては体制が取れなくなって困るので、つい「しかたないわね。次は気をつけてちょうだい！」で終わらせていませんか？　でもこれでは、ほかのスタッフに示しがつかないですよね。誰もが同じことをしかねないとも限りません。

　「遅刻は遅刻。欠務にします」と毅然として言う師長に、「あなたは偉い！」と言いたいのですが、これでは部下は「そんなのおかしい。労働基準監督署に訴えてやる！」とならないとも限りませんので、どうしてこの場合は有給休暇を与えられないのか、きちんと理解させましょう。しかし、こうきっぱりと言える人は貴重です。毅然とした態度が取れるうえに、きちんとエビデンスを備えていれば、こういった部下もしっかりコントロールできるはずです。

　ところで、勘のいい人は、「有給休暇は必ず取得させなければならない？」の見出しを見て「あれっ？」と思われたかもしれません。その人は、さすが勉強されていると思います。労働基準法第39条第５項にありますが（113ページの『退職希望者から残有給休暇の取得を要求されたら』でもお話ししました）、有給休暇は請求されれば与えなくてはいけない休暇です。しかしここでは、「与えなくてはいけないのか？」と問いかけています。そうです。気がつかれたように、「取得させなくてもよい」場合があるということです。

　「それは、"時季変更権"が使えるということでしょう」と言うあなた。まだまだ甘いです。時季変更権が使えるのは、有給休暇を取得することで事業が続けられないと認められるときに限ると思っておいてください。「じゃあやっぱり、与えるしかないでしょう」という結論になりますか……？　それで終わっては面白くないので、この事例を考えたわけです。

　結論から言えば、このケースは与える必要はありません。これは、私自身が労働基準監督署の監督官から教えていただいたものです。つまり、有給休暇は請求されると与えなければなりませんが、事前に言ってもらわなくては、使用者は時季変更権を行使でき

るかどうかの判断ができません。ましてや遅刻してから申請されたら、時季変更権そのものを行使できません。使用者側の権利を行使できないので、拒否できるとのことでした。

一般に、休暇は原則として取得する者から「取ります」と言ってもらう必要があります。この事例では、「遅刻したので休む」と言っている日はすでにスタートしています。休暇を求める日がすでに始まっているため事前とは言い難く、拒否しても問題とはならない可能性が高いわけです。

もうひとつおまけです。有給休暇を予定していたのに出勤してきた場合、休みに出てきたのだから休日労働となり、休日手当を支払う必要はあるでしょうか？　これも労働基準監督署の監督官に教えていただきましたが、これは「ただ有給休暇取得を取りやめた」というだけになるそうです。よって、普通の勤務として扱えばよく、休日手当などの割増賃金を支払う必要はありません。

いかがでしょうか。少しはうっぷんを解消できましたでしょうか。

今回のまとめ

- 有給休暇は、原則、労働者の求めるときに与えなくてはならない。
- しかし、使用者が、時季変更権を使うか使わないか判断ができないような有給休暇の取得は無効とできる。

ちょっと言い切りましたが（労働基準監督署の監督官から聞いた話ですから、ちょっと言い切っちゃいました。でも大丈夫？）、以上のようにまとめられると思います。

問題解決の糸口をつかむためのアドバイス

この事例でもおわかりのように、ほとんどのケースでは原理原則通りにしかならないのですが、いくらかそうではない場合も存在します。これらは通常の法解釈では出てこない状況ですので、なかなか知り得ませんよね。

現在は、インターネットで検索することでかなりのことがわかりますが、検索キーワードの選択ワードがカギになります。

私は、「文章をだらだら書いて検索する」方法を取っています。これでヒットしなければ、少し文章の助詞を削り、言葉を削り、検索を繰り返すことで、このような事例の解説に行きあたります。そしてさらに、労働基準監督署への問い合わせもあわせて使い、知りたいことを手に入れています。法解釈もさまざまな状況で変わりますから、とにかく事例を集めることを心がけましょう。そうしてエビデンスを確保できたら、毅然と部下に伝えることです。「遅刻はダメです」と。

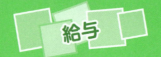

「同一労働同一賃金」で同じ仕事をしている正職員とパートの給与額が同じになる？

　パート職員の富竹さんが亜美のところにやってきました。彼女は他のクリニックと掛け持ちで働き、ヒヤリ・ハットが増え、兼業禁止の就業規則に抵触すると注意を受けたスタッフです（94ページ）。その後は兼業の時間数を少なくすることで許可を受け、掛け持ちしていました。富竹さんは「働き方改革で『同一労働同一賃金』が義務づけされたということは、日勤の看護師と同じ業務をしている私は、同じお給料をいただけるのでしょうか？」「だったら掛け持ちしなくても生活できます」と質問してきます。亜美は「正職員より働く時間が短いでしょ。それに夜勤ができないじゃない」と反論しましたが、「同じ時間働きますし、夜勤をしていない正職員もいますよね」と言い返されました。亜美はどう説明していいかわかりませんでした。

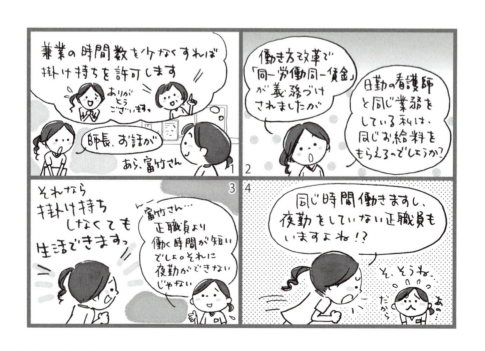

根拠法令・判例等

■パートタイム・有期雇用労働法

・第8条（不合理な待遇の禁止）

事業主は、その雇用する短時間・有期雇用労働者の基本給、賞与その他の待遇のそれぞれについて、当該待遇に対応する通常の労働者の待遇との間において、当該短時間・有期雇用労働者および通常の労働者の業務の内容および当該業務に伴う責任の程度（「職務の内容」という）、当該職務の内容および配置の変更の範囲その他の事情のうち、当該待遇の性質および当該待遇を行う目的に照らして適切と認められるものを考慮して、不合理と認められる相違を設けてはならない。

・第9条（通常の労働者と同視すべき短時間・有期雇用労働者に対する差別的取り扱いの禁止）

事業主は、職務の内容が通常の労働者と同一の短時間・有期雇用労働者（略）であって、当該事業所における慣行その他の事情からみて、当該事業主との雇用関係が終了するまでの全期間において、その職務の内容および配置が当該通常の労働者の職務の内容および配置の変更の範囲と同一の範囲で変更されることが見込まれるもの（略）については、短時間・有期雇用労働者であることを理由として、基本給、賞与その他の待遇のそれぞれについて、差別的取り扱いをしてはならない。

■労働契約法

・第20条（期間の定めがあることによる不合理な労働条件の禁止）

有期労働契約を締結している労働者の労働契約の内容である労働条件が、期間の定めがあることにより同一の使用者と期間の定めのない労働契約を締結している労働者の労働契約の内容である労働条件と相違する場合においては、当該労働条件の相違は、労働者の業務の内容および当該業務に伴う責任の程度（「職務の内容」という）、当該職務の内容および配置の変更の範囲その他の事情を考慮して、不合理と認められるものであってはならない。

■労働者派遣法

・第30条の3（均衡を考慮した待遇の確保）

派遣元事業主は、その雇用する派遣労働者の従事する業務と同種の業務に従事する派遣先に雇用される労働者の賃金水準との均衡を考慮しつつ、当該派遣労働者の従事する業務と同種の業務に従事する一般の労働者の賃金水準または当該派遣労働者の職務の内容、職務の成果、意欲、能力もしくは経験等を勘案し、当該派遣労働者の賃金を決定するように配慮しなければならない。

同一労働同一賃金が与える影響

今回の「働き方改革」では、「時間外労働の上限規制」や「年次有給休暇の強制付与」が非常に注目されていますが、個人的にはこの「同一労働同一賃金」がいちばんインパクトの大きい施策ではないかと思っています。「同一労働同一賃金」がきちんと運営されると、このケースのように皆さんの部下で非正規労働者の職員（この名称は何か悪いことをしているかのような印象があり、個人的には好きではありません。普通に「パート職員」とか「派遣職員」と言えばいいと思います。どちらにしても正しい契約のもと働いていれば「非正規」ではないですけど）から、「おかしいんじゃないか？」と問われて返答に窮することになるでしょうし、実際にパート職員も派遣職員も同じ仕事をしていれば同じ賃金を支払わなければならず、経営に与えるインパクトも多大なものとなるでしょう。経営に大きなインパクトを与えないようにするには、それらの職員の使い方に制約を生む可能性もあり、私たち管理職の職務もかなりの影響を受けそうです。

そもそも「同一労働同一賃金」って何？

まずは「働き方改革」に伴い「パートタイム・有期雇用労働法」と「労働者派遣法」がどう改正されたか、**表-1**[1]で確認しておきましょう。けっこう怖いことが書かれていますよね。最初に「不合理な待遇差を禁止する」とあり、そこには「基本給や賞与などのあらゆる待遇について不合理な待遇差を禁止する」と書かれています。さらに、「待遇に関する説明義務を強化する」とされています。待遇差があったら、部下があな

表-1 パートタイム・有期雇用労働法と労働者派遣法の改正ポイント[1]

非正規社員（パートタイム労働者、有期雇用労働者、派遣労働者）について、以下の1～3を統一的に整備します。
1　不合理な待遇差の禁止 同一企業内において、正社員と非正規社員との間で、基本給や賞与などのあらゆる待遇について、不合理な待遇差を設けることが禁止されます。ガイドライン（指針）において、どのような待遇差が不合理にあたるかを例示します。
2　労働者に対する待遇に関する説明義務の強化 非正規社員は、「正社員との待遇差の内容や理由」などについて、事業主に説明を求めることができるようになります。事業主は、非正規社員から求めがあった場合は、説明をしなければなりません。
3　行政による事業主への助言・指導等や裁判外紛争解決手続（行政ADR）の整備 都道府県労働局において、無料・非公開の紛争解決手続きを行います。「均衡待遇」や「待遇差の内容・理由」に関する説明についても、行政ADRの対象となります。

たのところへ「なぜ待遇に差があるのか？」「給与が違うのはなぜか？」「私に賞与がないのはなぜか？」と説明を求めに来るということですし、あなたはそれに適切に回答しなければなりません。「どうして私が？」と思っても、あなたは管理職ですから経営と一心同体ですよね。

では「同一労働同一賃金」とは、どういう状態を求めているのでしょうか？ 厚生労働省ウェブサイトの「同一労働同一賃金特集ページ」によると、「同一労働同一賃金の導入は、同一企業・団体におけるいわゆる正規雇用労働者（無期雇用フルタイム労働者）と非正規雇用労働者（有期雇用労働者、パートタイム労働者、派遣労働者）の間の不合理な待遇差の解消を目指すものです」とあります。この文言からは、同じ病院の中で同じ労働をしている限り、雇用される身分によって待遇の違いがあってはならないと受け取れます。ポイントは「不合理な待遇差の解消」という言葉のようです。つまり「合理的な待遇差」は許容されると受け取れそうです。では、「不合理な待遇差」と「合理的な待遇差」の違いはどう判断すればよいのでしょうか？

法律では、「均衡待遇規定」と「均等待遇規定」で定められています。パートタイム・有期雇用労働法では**表-2**に示したように第8・9条に、有期雇用労働者は労働契約法第20条に、労働者派遣法では第30条の3に規定されています。わかったようなわからないような規定ですが、どうやら「均衡待遇規定」では、業務の内容や責任の度合い、それを異動等で変更する範囲と程度などの事情に合った「待遇の違いは認めますよ」と言っており、「均等待遇規定」では、その業務の内容や責任の度合い、それを異動等で変更する範囲と程度が同じなら「同じ待遇でないと認めませんよ」と言っているようです。注意点は、待遇の違いを認めるポイントには「その他の事情」が含まれていますが、同じ待遇でないと認めないというポイントでは「その他の事情」は関係ないとなっている点です。このわかったようなわからないような規定をはっきりさせるために、**表-2**にも記載されていますが、「ガイドライン（指針）を策定します」となっているようで

表-2 パートタイム・有期雇用労働法の均衡待遇規定と均等待遇規定[1]

均衡待遇規定（第8条） 「不合理な待遇差の禁止」	①職務内容※、②職務内容・配置の変更の範囲、③その他の事情の内容を考慮して不合理な待遇差を禁止するもの
均等待遇規定（第9条） 「差別的取り扱いの禁止」	①職務内容※、②職務内容・配置の変更の範囲が同じ場合は、差別的取り扱いを禁止するもの ※職務内容とは、業務の内容＋責任の程度をいう

①**均衡待遇規定**について、**個々の待遇**※**ごとに、当該待遇の性質・目的に照らして適切と認められる事情を考慮して判断**されるべき旨を**明確化**（第8条）
　※基本給、賞与、役職手当、食事手当、福利厚生、教育訓練など
②**均等待遇規定**について、新たに**有期雇用労働者も対象とする**（第9条）
③待遇ごとに判断することを明確化するため、**ガイドライン（指針）を策定**（第15条）

す。結局ガイドライン（指針）をよく読まないと内容の十分な把握はできないようなので、よく読んでくださいね、と終わらせると「きちんと説明して」と叱られそうなので、次に簡単にガイドライン（指針）の仕組みを説明します。

同一労働同一賃金ガイドラインの仕組み

この「短時間・有期雇用労働者及び派遣労働者に対する不合理な待遇の禁止等に関する指針」（https://www.mhlw.go.jp/content/11650000/000469932.pdf）は、パートタイム・有期雇用労働法が待遇ごとに判断することを明確化するためにつくられたものです。私も読みましたが、「よく読みましょう」では終わらせることができない複雑な内容でした。正直、よく読んでもよくわからないというのが感想です。看護管理者がこの詳細を十分に把握しておかなければ看護管理ができないかといえば、そうではないと思います。これは病院や人事課の仕事でしょう。ただ、こういった理屈があるから賃金が違うとか同じだとかは知っておく必要があります。部署運営をする際は、その違いを知って適切に業務の分担や配置を考えなければならないからです。

図-1 を見ていただければわかるように、賃金を構成するそれぞれの要素を分解して、その決定方法から見て同一の労働とみなせるのであれば同一賃金、そうでなければその違いに応じた賃金であることが求められています。

たとえば基本給の項目で、仮にその決定方法が「能力または経験に応じて」であったとします。能力評価票（つまり考課表）があり、同じ評価項目で同じ能力とされれば正職員もパート職員も同じ基本給でないといけないとなります。パート職員はフルタイムで働いていないことが多いでしょうから、その場合はその時間に応じた按分額を支給するのは問題ありません。もしこの基本給が違うなら、「この能力のこの部分が違うから評価が変わり、それによって基本給の額も変わる」と合理的に説明できれば、その賃金額の違いは同一労働同一賃金に反さないとなります。看護に置き換えれば、能力評価で基本給が決まっている病院なら、正職員でもパート職員でも、看護能力に違いがなければ同じ評価で同じ基本給となります（仮に、能力評価は「看護能力で測る」としています）。先ほど言ったように、パート職員は働く時間が短いのが普通ですから、その時間で按分されることになります。

ただし、この前提は「正職員にもパート職員にも同じ能力を求めていた場合には」と注釈がつくことになります。たとえば、看護ラダーで示されている看護師に必要な看護能力について、正職員には全項目で「できることを求めている」のに対し、パート職員にはその半分の項目でできることを求めている場合は、同じ「できている」評価でもできている内容が違いますので、基本給の賃金差があっても説明できる合理性が生まれると考えられます（同一労働同一賃金の施行は2020年4月1日からで、これを執筆している2019年5月現在は運営が始まっていませんから、あくまでも現時点で集めることのできた情報からの考え方の組み立てです。絶対に間違っていないとは言えませんので、この点は含みを持って理解しておいてください）。

図-1 同一労働同一賃金ガイドラインの概要[1]

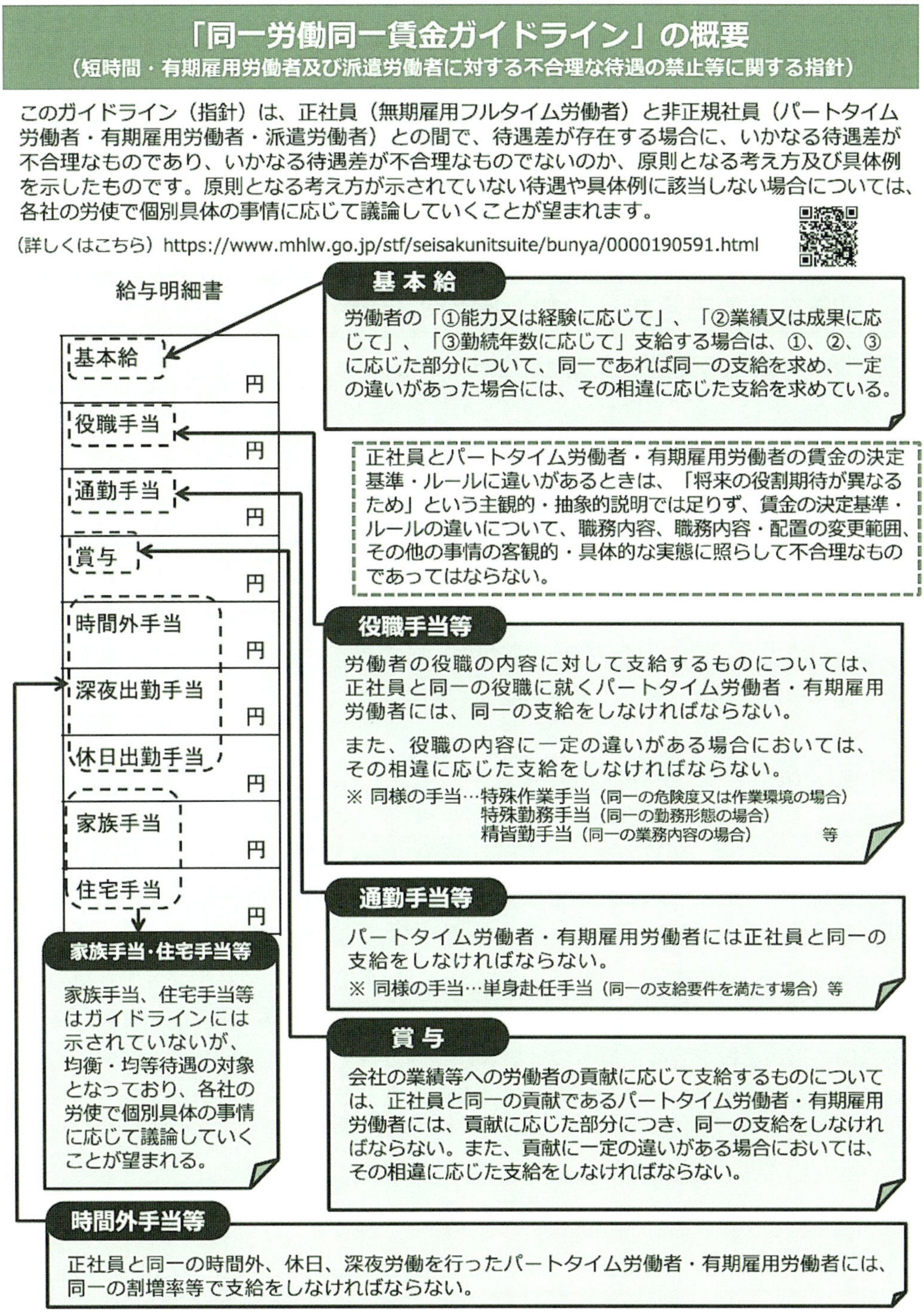

「同一労働同一賃金ガイドライン」の概要
（短時間・有期雇用労働者及び派遣労働者に対する不合理な待遇の禁止等に関する指針）

このガイドライン（指針）は、正社員（無期雇用フルタイム労働者）と非正規社員（パートタイム労働者・有期雇用労働者・派遣労働者）との間で、待遇差が存在する場合に、いかなる待遇差が不合理なものであり、いかなる待遇差が不合理なものでないのか、原則となる考え方及び具体例を示したものです。原則となる考え方が示されていない待遇や具体例に該当しない場合については、各社の労使で個別具体の事情に応じて議論していくことが望まれます。

（詳しくはこちら）https://www.mhlw.go.jp/stf/seisakunitsuite/bunya/0000190591.html

給与明細書

- 基本給 　円
- 役職手当 　円
- 通勤手当 　円
- 賞与 　円
- 時間外手当 　円
- 深夜出勤手当 　円
- 休日出勤手当 　円
- 家族手当 　円
- 住宅手当 　円

基本給
労働者の「①能力又は経験に応じて」、「②業績又は成果に応じて」、「③勤続年数に応じて」支給する場合は、①、②、③に応じた部分について、同一であれば同一の支給を求め、一定の違いがあった場合には、その相違に応じた支給を求めている。

正社員とパートタイム労働者・有期雇用労働者の賃金の決定基準・ルールに違いがあるときは、「将来の役割期待が異なるため」という主観的・抽象的説明では足りず、賃金の決定基準・ルールの違いについて、職務内容、職務内容・配置の変更範囲、その他の事情の客観的・具体的な実態に照らして不合理なものであってはならない。

役職手当等
労働者の役職の内容に対して支給するものについては、正社員と同一の役職に就くパートタイム労働者・有期雇用労働者には、同一の支給をしなければならない。

また、役職の内容に一定の違いがある場合においては、その相違に応じた支給をしなければならない。

※ 同様の手当…特殊作業手当（同一の危険度又は作業環境の場合）
　　　　　　　特殊勤務手当（同一の勤務形態の場合）
　　　　　　　精皆勤手当（同一の業務内容の場合）　　等

通勤手当等
パートタイム労働者・有期雇用労働者には正社員と同一の支給をしなければならない。
※ 同様の手当…単身赴任手当（同一の支給要件を満たす場合）等

賞与
会社の業績等への労働者の貢献に応じて支給するものについては、正社員と同一の貢献であるパートタイム労働者・有期雇用労働者には、貢献に応じた部分につき、同一の支給をしなければならない。また、貢献に一定の違いがある場合においては、その相違に応じた支給をしなければならない。

家族手当・住宅手当等
家族手当、住宅手当等はガイドラインには示されていないが、均衡・均等待遇の対象となっており、各社の労使で個別具体の事情に応じて議論していくことが望まれる。

時間外手当等
正社員と同一の時間外、休日、深夜労働を行ったパートタイム労働者・有期雇用労働者には、同一の割増率等で支給をしなければならない。

※待遇差が不合理か否かは、最終的に司法において判断されることにご留意ください。

図-1を見るとわかるように、賞与ですら「パートタイム職員だから賞与はない」では通じないことになります。ガイドラインはそれぞれの項目について「原則となる考え方」「問題とならない具体例」「問題となる具体例」を併記するかたちでまとめられていますので、ぜひとも目を通してみてください。とにかく、現時点でもし部下の正職員とパート職員に賃金の差があるのなら、求めている業務の内容や責任の持ち方に差異があるためにそうなっていると認識し、その業務内容や責任のあり方に応じた使い方をしなければならないことを理解しておきましょう。

準備された内容からわかる国の本気度

待遇に関する説明の義務化まで用意されている

　ご丁寧なことに「非正規職員は正職員との待遇差があるとき、その待遇差の内容や理由などの説明を使用者に求めることができ、使用者は説明しなければならない」とされていると説明しました〔**表-1**〕。また、説明を求めた職員へ不利益な取り扱いをしてはいけないことになっています。これも、同一労働同一賃金を推し進めるために、非正規職員側より「ちゃんと説明して」と要求させて、説明できないのなら違反だから賃金を是正しなさいという仕掛けとなっているわけです。ちなみに説明は病院が行わなければならないのですが、皆さん管理職は病院側の人間であることを忘れないでいましょう。説明しなければならない場面に遭遇することもままありそうですよ。

さらに紛争解決手段まで設けている

　さらにご丁寧なのは、行政による事業主への助言・指導等や裁判外紛争解決手段まで設けていることです。俗に行政指導といわれるこの行為には、「短時間・有期雇用労働者の雇用管理の改善等を図るため必要があると認めるとき」（パートタイム・有期雇用労働法第18条）とただし書きがついています。この意味は、「あなたの病院では同一労働同一賃金の法に違反するような事象が起こっていますので、それを改善するために口を出しますよ」ということです。それでも労働者と使用者がもめるのであれば、「無料で非公開の解決手段を各都道府県の労働局に設けたので、労働者の皆さん大いに活用してね」となっています。国が労働者の味方をすることでこの施策に力を入れていることがおわかりかと思います。

今回のまとめ

- パート職員・派遣職員という雇用身分の違いだけで賃金に格差があるのは許さないと法律で定められた。
- もし賃金が違うなら、その違いの理由をきちんと説明できなければならず、説明できないようではその賃金格差には根拠がなく、違法であると定められた。
- 管理職は賃金の違いの理由を知っておくこと。でなければ説明義務が果たせない。

　経営は、人件費を抑える手段として非正規職員を活用するという視点をそろそろ変えていかなければならないかもしれません。一時的に人件費の上昇を引き起こして経営に与えるインパクトは大きなものになるかもしれませんが、1つの戦力として役立てていくと考えを改めれば、今後の自院の成長に貢献してくれる可能性は大だと思います。

　これらのことは、私たち管理職がどうこうできるものではないと考えます。どちらかといえば、病院経営者がどう対処するかという問題でしょう。ただ、もし賃金の違いに対して明確なものが作成されていて、その理由も合理的であれば、管理職たるもの、それは知っておかなければなりません。

　さらに大切なのは、同一賃金なら同一労働なので、同じ役割を与え同じ責任を持たせることは問題ありませんが、もし賃金が違うのであれば、その部下の業務内容・責任の範囲も違うはずなので、その部下への役割の与え方に影響を及ぼすということです。ここを間違えると部下から不満が噴出し、紛争解決手段に訴えられることになるかもしれません（訴えの敷居を低くしていますからどんどん訴えられますよ）。

問題解決の糸口をつかむためのアドバイス

　皆さんの職場では、「正職員なのに働かない」とか「パートさんは責任感がない」とかよく言い合っていませんか？　この言葉の行間には、（たくさん給与をもらっている）「正職員なのに働かない」であったり、（やはりパートね。フルに働いていないし、給与はわずかしかもらっていないと思っているだろうから）「パートさんは責任感がない」とか、またはパート職員自身も（どうせわずかな時給で働いているのだから責任ある仕事はできないわ。しないわ）と思っていたりがありそうです。同一労働同一賃金でないことで、互いに「ねたみ」や「責任回避」や「言い逃れ」が横行しているのではないでしょうか。このややこしい同一労働同一賃金が法制化されたので、私たち管理職はそれを最大限活用して、こういったチーム医療を阻害する要因を取り除き、チームワークのよいチームをつくり上げるきっかけとすれば、この法改正は十分に"使える"ものになるかと思います。まあ、病院からは「人件費が増える分を別のところで吸収せよ」とは言われるでしょうけどね。

　そうそう、アドバイスでしたね。厚生労働省が2019（平成31）年1月に「パートタイム・有期雇用労働法 対応のための取組手順書」[2]というパンフレットを発行しています。その中には取り組み手順〔次ページ図-2〕が示されています。そしてこの手順に沿っ

図-2 パートタイム・有期雇用労働法　対応のための取り組み手順[2]

手順番号	手　　順	解　　説
手順1	労働者の雇用形態を確認しましょう	法の対象となる労働者の有無をチェックします。社内で、短時間労働者や有期雇用労働者は雇用していますか?
手順2	待遇の状況を確認しましょう	短時間労働者・有期雇用労働者の区分ごとに、賃金（賞与・手当を含む）や福利厚生などの待遇について、正社員と取扱いの違いがあるかどうか確認しましょう。書き出して、整理してみるとわかりやすいでしょう。
手順3	待遇に違いがある場合、違いを設けている理由を確認しましょう	短時間労働者・有期雇用労働者と正社員とでは、働き方や役割などが異なるのであれば、それに応じて賃金（賞与・手当を含む）や福利厚生などの待遇が異なることはあり得ます。 そこで、待遇の違いは、働き方や役割などの違いに見合った、「不合理ではない」ものと言えるか確認します。なぜ、待遇の違いを設けているのか、それぞれの待遇ごとに改めて考え方を整理してみましょう。
手順4	手順2と3で、待遇に違いがあった場合、その違いが「不合理ではない」ことを説明できるように整理しておきましょう	事業主は、労働者の待遇の内容・待遇の決定に際して考慮した事項、正社員との待遇差の内容やその理由について、労働者から説明を求められた場合には説明することが義務付けられます。 短時間労働者・有期雇用労働者の社員タイプごとに、正社員との待遇に違いがある場合、その違いが「不合理ではない」と説明できるよう、整理しましょう。労働者に説明する内容をあらかじめ文書に記してまとめておくと便利です。
手順5	「法違反」が疑われる状況からの早期の脱却を目指しましょう	短時間労働者・有期雇用労働者と、正社員との待遇の違いが、「不合理ではない」とは言いがたい場合は、改善に向けて検討を始めましょう。 また、「不合理ではない」と言える場合であっても、より望ましい雇用管理に向けて改善の必要はないか検討することもよいでしょう。
手順6	改善計画を立てて取り組みましょう	改善の必要がある場合は、労働者の意見も聴取しつつ、パートタイム・有期雇用労働法の施行までに、計画的に取り組みましょう。

たチェック表のようなものもあり、賃金の定め方に合理性があるかないかを判断でき、合理的でなければどう改めるかを検討できるようにまで示されていますので、ぜひ見ておいてください。さらにパンフレットでは、説明できなければこのチェックリストに基づいて説明できるように検討することを求めています。また、労働者が求めれば使用者には説明する義務がありますので、パンフレットでは待遇差があったときに説明できるよう「説明書」をつくっておくように進めています。その作成様式まで示していますので、掲載しておきます〔**図-3**〕。

　アドバイスとして言っておきたいのは、「同一賃金でない」と部下から訴えがあったときに「待遇差があっても不合理でない」と言えるように病院はしているはずですから、このような説明書があれば御の字だということです。仮に作成されていなくても、病院は説明できるように検討していて、採用時に本人には説明しているでしょうから（?）、説明根拠はあるはずです。管理職であるあなたは、そのコピーをもらっておきましょう。それが説明責任を果たすときに手助けとなるはずです。

図-3 説明書モデル様式（記載例）[2]

【第14条第2項の説明書の例】

年　月　日

殿　　事業所名称・代表者職氏名

あなたと正社員との待遇の違いの有無と内容、
理由は以下のとおりです。
ご不明な点は「相談窓口」の担当者までおたずねください。

1 比較対象となる正社員

販売部門の正社員（おおむね勤続3年までの者）

比較対象となる正社員の選定理由

職務の内容が同一である正社員はいないが、同じ販売部門の業務を担当している正社員で、同程度の能力を有する者は、おおむね勤続3年までの者であるため。

2 待遇の違いの有無とその内容、理由

基本給

正社員との待遇の違いの有無と、ある場合その内容　　【ある】　ない

アルバイト社員は時給1100円、比較対象となる正社員は、販売ノルマの達成状況に応じて1100円～1400円（時給換算）です。

待遇の違いがある理由

正社員には月間の販売ノルマがあり、会社の示したシフトで勤務しますが、アルバイト社員は希望に沿ったシフトで勤務できるといった違いがあるため、正社員には重い責任を踏まえた支給額としています。

賞与

待遇の目的

社員の貢献度に応じて会社の利益を配分するために支給します。

正社員との待遇の違いの有無と、ある場合その内容　　【ある】　ない

アルバイト社員は店舗全体の売り上げに応じて一律に支給（ww円～xx円）しています。正社員については目標管理に基づく人事評価の結果に応じて、基本給の0か月～4か月（最大 zz 円）を支給しています。

待遇の違いがある理由

アルバイト社員には販売ノルマがないので、店舗全体の売り上げが一定額以上を超えた場合、一律に支給しています。正社員には販売ノルマを課しているため、その責任の重さを踏まえて、目標の達成状況に応じた支給とし、アルバイト社員よりも支給額が多くなる場合があります。

通勤手当

待遇の目的

通勤に必要な費用を補填するものです。

正社員との待遇の違いの有無と、ある場合その内容　　ある　【ない】

正社員、アルバイト社員ともに交通費の実費相当分（全額）を支給しています。

待遇の違いがある理由

●引用参考文献

1) 厚生労働省・都道府県労働局. パートタイム・有期雇用労働法が施行されます. 2019（平成31）年1月. https://www.mhlw.go.jp/content/000473038.pdf （2019年7月19日閲覧）
2) 厚生労働省 都道府県労働局. パートタイム・有期雇用労働法　対応のための取組手順書. 2019（平成31）年1月. https://www.lcgjapan.com/pdf/man.pdf （2019年7月19日閲覧）

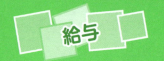

給与是正で給与が下がるのは問題ない？

　亜美がいつものようにあれこれと指示を出していると、部下の佐々木さんが「ほかの病院で働いている知り合いの看護師から質問があったのですが、教えていただけないでしょうか」と言ってきました。亜美が「どんなことなの？」と尋ねると、「その人が働いている病院が、経営体質の改善を図るために給与の是正をしたところ、長年働いてきた看護師の給与が下がることになったそうなんです。その人もその1人で、昔、お世話になった先輩なんですが、『これって契約違反じゃない？　納得できない！』と言ってまして。これってどうなんでしょうか？」とのことです。かなりシリアスな問題なので、どう答えたらよいか悩む亜美でした。

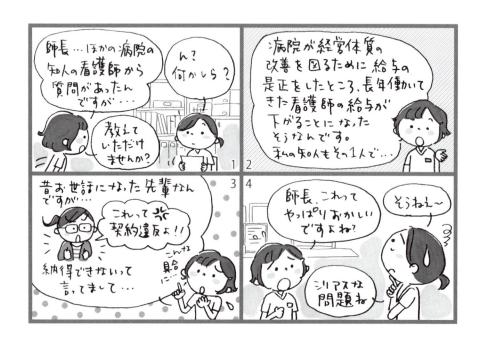

根拠法令・判例等

■**労働契約法**

・第8条（労働契約の内容の変更）
労働者および使用者は、その合意により、労働契約の内容である労働条件を変更することができる。

・第9条（就業規則による労働契約の内容の変更）
使用者は、労働者と合意することなく、就業規則を変更することにより、労働者の不利益に労働契約の内容である労働条件を変更することはできない。ただし、次条（第10条）の場合は、この限りでない。

・第10条（就業規則による労働契約の内容の変更）
使用者が就業規則の変更により労働条件を変更する場合において、変更後の就業規則を労働者に周知させ、かつ、就業規則の変更が、労働者の受ける不利益の程度、労働条件の変更の必要性、変更後の就業規則の内容の相当性、労働組合などとの交渉の状況、その他の就業規則の変更にかかる事情に照らして合理的なものであるときは、労働契約の内容である労働条件は、当該変更後の就業規則に定めるところによるものとする。ただし、労働契約において、労働者および使用者が就業規則の変更によっては変更されない労働条件として合意していた部分については、第12条に該当する場合を除き、この限りでない。

・第12条（就業規則違反の労働契約）　※「第12条」は48ページに掲載

　昨今の厳しい状況からして、もしかするとこの事例のような状況があなたの病院でも発生するかもしれません。皆さんは「給与が下がるなんてもってのほかよ！」というタイプですか？　それとも「どうしてこうなったのかしら？　部下のスタッフたちが言ってきたらどう説明しよう」と思うタイプでしょうか？

　そもそも皆さんは管理職のはずですよね。管理職であれば経営と一体ですから、どちらかといえば「病院はこういう状況だから、理解してね」と部下に言わなければなりません。「そんなのイヤよ！」と言っても、「それが管理職の生きる道」なんです。そのためにも、「そんなのおかしい」「法律違反じゃないの？」と言う部下には、ちゃんと説明しなくてはなりません。自分自身が納得できて初めて相手を納得させる説明が可能になりますよね。では、この内容について一緒に学んでいきましょう。

● 不利益な労働条件への変更を「不利益変更」という

　そもそも労働基準法とは、労働条件の最低基準を定めたものです。一方、従来、労働契約に関する民事的なルールは、主に民法がその役割を果たしてきました。つまり、労働契約に関して、「契約が話と違う」「契約と実際が違う」「契約にない条件を言われた」

「契約した内容が破棄されて勝手に変えられた」などの労働者の不利益（これを「不利益変更」といいます）に対する労働紛争（たいそうな名前ですがこういいます。まあトラブル、イザコザといいたいものですね）については、解決のよりどころとなる法律は民法以外はまとまったものがなく、あとは判例のみという状況でした（だからわかりにくいんですよね）。そのため、2008（平成20）年3月1日に「労働契約法」が施行されたわけです。この法律は、以下の目的でつくられています。

1. 労働契約の締結について、労使は対等であることを明確にし、また契約内容を書面で確認できるようにし、契約内容の理解を進めることができるようにすることで、契約上の誤解が減り、安心・納得して就労できるようにする。
2. 労働契約の変更について、労使合意が原則であること、一方的に労働者に不利益な変更ができないこと、就業規則の変更をもって労働条件を変更する際の要件を明確にすることで、労働契約の成立・変更の原則や、労働契約と就業規則の関係を明らかにする。
3. 労働契約の変更について、解雇権や懲戒権の濫用は無効であることを明確にすることで、不当な解雇や懲戒を防止する。
4. 有期労働契約について、契約期間中にはやむを得ない理由がない限り解雇できないことや、契約期間を必要以上に細切れにしないなどの保護をすることで、有期契約労働者が安心して働けるようにする。

　この事例の場合、限りなく2.の「不利益変更」を強いる内容のように思えます。労働契約法の第9条を見ればおわかりのように、労働契約の不利益な変更はできないと明記されていますので、そのように判断できると考えられます。

　ただし、病院の「経営体質の改善を図るために」がポイントになってきます。同法第10条にありますが、もう明日にも潰れてしまう、事業の継続ができなくなってしまうなどの理由があり、不利益な変更を補える条件（たとえば、その賃金の減額で倒産は免れる、別に何らかの手当があるなど）があり、労働組合も了解している（この場合、労働者の過半数を代表する組合であることがベストの条件）などなど。裏でこういった条件が整っていれば、一概に違法とはいえなくなります（条件で個々の判断も変わりますので、すべてのケースがそうだとは思わないでください。歯切れが悪いですが、労働者をより明確に保護するためにこういった法律ができたといっても、言い切れないのが労働法の世界です。よい言い訳ですねぇ）。

　もちろん労働者と合意すれば労働契約を変更できます（第8条）。しかし47ページの『病院は就業規則で何でも決められる？』でも説明しましたが、（個々の）労働契約は就業規則に定める労働条件よりも下回ることはできません（第12条）。ただ第9条にあるように、就業規則の変更を合意のうえで行った場合は、給与の引き下げも可能です。しかしよほどのことがない限り、なかなか合意には至らないと思います。

　上記のもろもろを考え合わせると、この事例は、違法だといえる、という結論でよしとしましょう。

　ああ、これは人事担当としてあまり言いたくないのですが、こういった問題がこじれ

た場合、法的に解決する手段（裁判ではなく）が用意されています。2001（平成13）年からある「個別労働紛争解決制度」や、2006（平成18）年から行われている「労働審判制度」がそれにあたります。裁判となると訴える側もいろいろと大変ですから、こういった紛争解決手段が用意されているのです（しかしこれらも訴えられると対応する側も大変なので、ぜひ平和裏に解決したいものです）。

今回のまとめ

- 労働者と使用者が合意をすれば、労働契約を変更できる。
- 合意による変更の場合でも、就業規則に定める労働条件よりも下回ることはできない。
- 使用者が一方的に労働者の不利益になるような就業規則の変更をすることはできない。なお、就業規則によって労働条件を変更する場合には、1. 内容が合理的であること、2. 労働者に周知させることが必要となる。

　労働条件を変更する際の1.「内容が合理的」に対する基準は、労働契約法第10条で次のように示されています。①労働者の受ける不利益の程度、②労働条件の変更の必要性、③変更後の就業規則の内容の相当性、④労働組合などとの交渉の状況、⑤その他の就業規則の変更にかかる事情に照らして合理的なものであるとき。

　そこで労働条件を変更する際は、上記の内容に照らして合理性の判断を行うようになっています。これらは過去の判例で判断されたものを条文化したもので、これですべて問題なく判断できるとは思わないのですが、これから判例などを積み重ねることで尺度が定まっていくことと思います。

　これらのことは、厚生労働省サイトの「労働契約（契約の締結、労働条件の変更、解雇等）」（http://www.mhlw.go.jp/bunya/roudoukijun/keiyaku.html）に書かれており、ここには読めば役立つパンフレット類も備わっています。

問題解決の糸口をつかむためのアドバイス

　ここで皆さんの立場についてですが、文頭でもお話ししましたように、「そんなことがあってはならない！」と憤慨するのではなく、管理職の役割として、部下にきちんと説明し、わからせてあげる必要があります。まさか、コンプライアンスを謳う病院が何の合理的理由もなくこのような変更をするわけがない（何？　買いかぶり過ぎですって……！）と思いますので、たいていの場合、部下が感情的になって誤解しているに違いありません。誤解を解くのも法の趣旨ですし、皆さんの役割となるわけです。

　『今回のまとめ』でも説明しましたが、「内容が合理的」の項目に沿って説明しましょう。きっと誤解が解けて「ではしかたがないですね」と理解してくれるはずです。えっ？　あなたも項目ごとの内容がよくわからないですって？　しっかりしてくださいね。でもどうしてもわからないときには、看護部長や院長にたずねましょう。その際は、「内容が合理的」の項目に沿って聞いてくださいね（ああ、こんなややこしいことを皆さんに「聞きなさい」と勧めるなんて、院長や看護部長に叱られそうですね）。

妊娠・子育て

妊産婦保護策にはどんなものがある？

　今月は部下の永山さんの結婚で長期休暇が発生し、やりくりに困ったことを思い出しながら、来月はちゃんと体制を整えようと亜美は勤務スケジュールに頭を悩ませていました。そんな亜美のところへ結婚した永山さんがやって来て、「師長、私、子どもを早く生みたいと思ってます。仕事は辞めたくないと思ってますので、妊婦に対する支援で法律で決まっていることがあったら教えてください」と言います。亜美は目が点になりましたが、仕事を続けてくれるというのですから、説明することにしました。いざ、説明しようとすると「あれ、何があったっけ？」と思い出せず、焦る亜美でした。

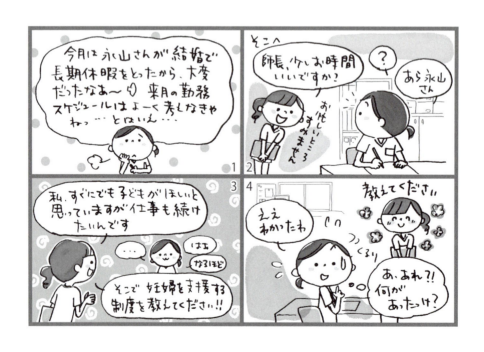

根拠法令・判例等

■労働基準法

・第64条の3（危険有害業務の就業制限）

使用者は、妊娠中の女性および産後1年を経過しない女性（略）を、重量物を取り扱う業務、有害ガスを発散する場所における業務、その他妊産婦の妊娠、出産、哺育などに有害な業務に就かせてはならない。

・第65条（産前産後）

使用者は、6週間（多胎妊娠の場合にあっては、14週間）以内に出産する予定の女性が休業を請求した場合においては、その者を就業させてはならない。

2項　使用者は、産後8週間を経過しない女性を就業させてはならない。ただし、産後6週間を経過した女性が請求した場合において、その者について医師が支障がないと認めた業務に就かせることは、差し支えない。

3項　使用者は、妊娠中の女性が請求した場合においては、他の軽易な業務に転換させなければならない。

・第66条（産前産後）

使用者は、妊産婦が請求した場合においては、（略）1週間について第32条第1項の労働時間、1日について同条第2項の労働時間を超えて労働させてはならない。

2項　使用者は、妊産婦が請求した場合においては、（略）時間外労働をさせてはならず、または休日に労働させてはならない。

3項　使用者は、妊産婦が請求した場合においては、深夜業をさせてはならない。

■女性労働基準規則

・第2条（危険有害業務の就業制限の範囲など）
※条文は「資料編」の218ページに掲載

■男女雇用機会均等法

・第12条（妊娠中および出産後の健康管理に関する措置）

事業主は、（略）その雇用する女性労働者が母子保健法（略）の規定による保健指導または健康診査を受けるために必要な時間を確保することができるようにしなければならない。

・第13条（妊娠中および出産後の健康管理に関する措置）

事業主は、その雇用する女性労働者が前条の保健指導または健康診査に基づく指導事項を守ることができるようにするため、勤務時間の変更、勤務の軽減など必要な措置を講じなければならない。

妊産婦保護と母性の保護、たくさんある支援策

　妊娠中の女性や出産についての主な法律や施行令通達は、書き出すと実はたくさんあります。まず「労働基準法」では「第6章の2　妊産婦など」と1つ章立てされており、重要項目になっていることがわかります。そこには母性保護のためのあれこれが規定されています。たとえば第64条の3には、妊産婦にさせてはいけない仕事があると明記されており、「女性労働基準規則」の第2条にその内容が詳しく定められています。妊娠中の女性にさせてはいけない仕事は、なんと24項目にもわたります。その中で看護師に関係しそうなのは、1号の重いものを持つ仕事、18号の有毒ガスなどを扱う仕事ぐらいかなと思いますが、患者さんを看護するのに必要な体位変換や患者さんを支えるなどの仕事は、十分この規制に引っ掛かると思います。

　次に、労働基準法第65条には妊産婦の産前産後休について定められており、産前は請求があれば6週間、とくに産後は8週間、使用者は仕事をさせてはいけないことになっています（正確には6週間までは絶対にダメで、その後は本人が望み医師が認めれば就業は可能です）。

　さらに師長が知っておくべきは、妊産婦が請求した場合、時間外労働（法定労働時間以上は勤務させられない）も、休日労働も、深夜労働もさせることはできないということです（第66条）。「請求があれば」という条件つきですが、看護師の業務でこれらができないとなると影響が大きいですよね。

　もうひとつ影響が大きいのは、妊産婦が請求すれば、担当してもらっている業務を「軽易な業務」に変更しなければならないということです（第65条3項）。つまり、妊産婦にとって「楽な」業務に変更してあげなくてはなりません。勤務表を組む者としては影響が大きいので、この辺はしっかりと知っておくようにしましょう。

まだまだある支援策を理解しておこう

　同様に、母性保護については「男女雇用機会均等法」にも定められています。こちらには、妊産婦が健診を受けることができる時間を確保することが使用者に義務づけられています（第12条）。また、その健診などで医師より必要な指導事項があれば、「勤務時間の変更、勤務の軽減など必要な措置を講じなければならない」とあります（第13条）。「母性健康管理指導事項連絡カード」というのをお聞きになったことがあるかと思いますが、医師が健診してその妊産婦（出産後1年以内の人も含む）の状況に合わせて使用者に対し、勤務の制限などを連絡するものであって、主に以下の点を求められます。

1. 作業の軽減
　①重量物を扱う仕事、②外勤など連続した歩行を強制される仕事、③常時全身の運動を伴う仕事、④頻繁に階段の昇降を伴う仕事、⑤腹部を圧迫されるなど不自然な姿勢を強制される仕事、⑥全身の振動を伴う作業、などから負荷のかからない仕事へ変更を行う必要がある

2．勤務時間の短縮
3．休業
4．作業環境の変更

　これらを具体的に実現するために、妊娠中の通勤緩和（時差通勤、勤務時間の短縮などの措置）、妊娠中の休憩に関する措置（休憩時間の延長、休憩回数の増加などの措置）、妊娠中または出産後の症状などに対応する措置（作業の制限、休業などの措置）などを行わなければならないとされています。

　このように、ざっとあげただけでも妊産婦に対する支援策はたくさんあるのです。この事例のように部下にその内容を聞かれたら、いい機会ととらえてしっかりと確認しておきましょう。

今回のまとめ

- 妊産婦にさせてはいけない仕事は24項目あり、とくに看護師は「重いものを持つ仕事」「有毒ガスのある環境での仕事」などが要注意。
- 妊産婦から請求があれば産前は6週間、産後は請求がなくても必ず8週間（正確には6週間、その後は状況次第）の休暇を与えなければならない。
- 妊産婦から請求があれば、時間外労働、休日労働、深夜労働をさせてはいけない。
- 妊産婦から請求があれば、軽易な業務への転換をしなければならない。
- 妊産婦の健診時間の確保や、必要に応じて勤務時間の変更や勤務の軽減などの措置を講じなければならない。

　妊産婦を保護するために使用者に課される義務はたくさんあります。妊娠している部下に「時間外労働はできません」「深夜労働を免除してください」と言われてから「どうしよう？」とならないよう、事前準備が必要です。

問題解決の糸口をつかむためのアドバイス

　母性保護には法体制も万全を期すようになっていますので、師長としては妊娠した部下がいれば、何らかの対応策を考えておかざるを得なくなります。中には、つわりもなく臨月まで勤務される人もいるかもしれませんが、そのような人はまず珍しいと考えておきましょう。

　強調しておきたいのは、「妊娠、出産で労働力が減少するからどうしよう」と考えるのではなく、「妊娠、出産しても仕事に加わってくれている」と前向きに考えることです。結局、ムリがあるならその人は辞めてしまうわけですし、辞めてしまえば労働力はもっと低下するわけですから……。それよりも、周囲が「いてくれて助かる」「役に立ってくれてありがたい」と思える働き方をしてもらうことが大切かと思います。実際、労働力は減りますから、増員ができなければ対応は難しく、こんな「竹やり戦法」を書くしかないと思っています。

妊娠・子育て

1年半育児休業していたスタッフから休業延長を申し入れられたら？

　1年半育児休業を取っていた野村さんがいよいよ復帰することになり、面談にやってきました。亜美は「これで少し勤務シフトが組みやすくなるわ」と喜びながら、「いつから戻れる？ 最初はどんなシフトで勤務が可能？」と問いかけました。すると野村さんから「申し訳ないのですが、どうしても保育所が見つからないので、もう半年、育休を延長してほしいのですが」と思わぬ返事がありました。亜美は驚いて、「ちょっと待って。1年の育休が終わったときも同じ理由で半年延長したでしょう？ それに育休は最大1年半でしょ」と反論しましたが、「2017年に育児・介護休業法の改正があって、さらに半年の延長が認められたはずです」と野村さん。スタッフがやっと戻って来ると期待した亜美は、とてもがっかりしました。

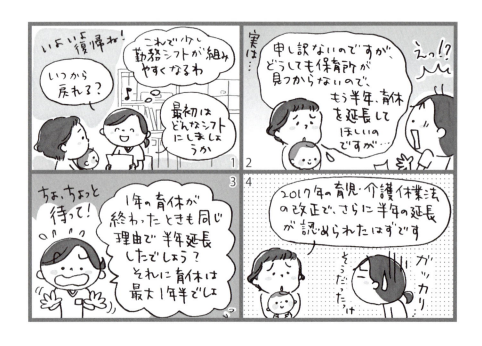

根拠法令・判例等

■育児・介護休業法

・第5条（育児休業の申し出）

労働者は、その養育する1歳に満たない子について、その事業主に申し出ることにより、育児休業をすることができる。ただし、期間を定めて雇用される者にあっては、次の各号のいずれにも該当するものに限り、当該申し出をすることができる。

1号　当該事業主に引き続き雇用された期間が1年以上である者

2号　その養育する子が1歳6カ月に達する日までに、その労働契約（労働契約が更新される場合にあっては、更新後のもの）が満了することが明らかでない者

3項　労働者は、その養育する1歳から1歳6カ月に達するまでの子について、次の各号のいずれにも該当する場合に限り、その事業主に申し出ることにより、育児休業をすることができる。ただし、期間を定めて雇用される者であってその配偶者が当該子が1歳に達する日（以下「1歳到達日」という）において育児休業をしているものにあっては、第1項各号のいずれにも該当するものに限り、当該申し出をすることができる。

1号　当該申し出にかかる子について、当該労働者またはその配偶者が、当該子の1歳到達日において育児休業をしている場合

2号　当該子の1歳到達日後の期間について休業することが雇用の継続のためにとくに必要と認められる場合として厚生労働省令で定める場合に該当する場合

4項　労働者は、その養育する1歳6カ月から2歳に達するまでの子について、次の各号のいずれにも該当する場合に限り、その事業主に申し出ることにより、育児休業をすることができる。

1号　当該申し出にかかる子について、当該労働者またはその配偶者が、当該子の1歳6カ月に達する日（次号および第6項において「1歳6カ月到達日」という）において育児休業をしている場合

2号　当該子の1歳6カ月到達日後の期間について休業することが雇用の継続のためにとくに必要と認められる場合として厚生労働省令で定める場合に該当する場合

5項　第1項ただし書きの規定は、前項の申し出について準用する。この場合において、第1項第2号中「1歳6カ月」とあるのは、「2歳」と読み替えるものとする。

2017年10月の改正内容における注意点

　このケースでは、亜美の勉強不足が表に出てしまいましたね。育児・介護休業法は、正式名称が「育児休業、介護休業等育児又は家族介護を行う労働者の福祉に関する法律」といい、「持続可能で安心できる社会をつくるために、仕事と生活の調和（ワーク・ライフ・バランス）を実現すること」を目的につくられた、働く人の福祉目的の法律です。それに加え、昨今ではこの育児・介護休業法も「働き方改革」の中に組み込まれ、「労働力人口の減少、地域社会の活力低下など、社会経済に深刻な影響」を与えることを防ぐ意味も加わってきており、よりその傾向が強くなっていると感じます。

　2017（平成29）年に同法は、改正・施行が二度実施されました。いずれも育児や介護を行う人にとって、より休みを取りやすく、また活用しやすいよう改正が行われています。ということは、私たち管理職側にとっては、より一層管理が難しくなっていると考えられます。では、どのような改正が行われたのか一通り確認しておきましょう。

　表-1から、2017（平成29）年10月1日施行の改正内容が、今回のケースに該当することはすぐにわかりますよね。もともと子どもが1歳になるまで育児休業は認められており、さらに「保育所に入所できないなど、1歳を超えても休業がとくに必要と認められる場合」には、1歳6カ月まで延長が認められていました。本改正では「保育所に入所できないなど、1歳6カ月を超えても休業がとくに必要と認められる場合」は、さらに2歳まで延長が認められることになりました。これは、保育所を探して、探して、期限ギリギリまで探しても見つからなければ延長を認めましょうというものなので、このケースのようにいよいよ復職という時点で「見つかりませんでした」となりかねないわけです。育児休業中のスタッフとはまめに連絡を取り合って、保育所の確保状況や、育児休業明けに誰が育児できるのかなどをヒアリングしておかないと、痛い目を見ることになりそうです。

　もう1つの注意点は、「保育所に入所できないなど」と簡単に書かれていますが、この"保育所"は児童福祉法で規定する保育所や家庭的保育事業等や認定こども園のことを指し、認可外保育施設は含んでいません。つまり、「認可外の保育所ならいろいろあるじゃない」とあなたが思っても、育児休業者が「いえ、何が何でも認可保育所へ入れます。でも、待機状態です」となると、延長が認められるのです。あっ、あなたの病院の就業規則にこの規定がなくても（本来ならそれは法律違反ですが、まだすべての事業所で規定化されていないんですよね）法律で認められていますので延長は可能ですよ、念のため。延長が認められるほかの理由としては、育児休業終了後に、子の面倒をみる

表-1　2017（平成29）年10月1日施行の改正育児・介護休業法のポイント[1]

①育児休業が子が最長2歳に達するまで取得可能に
②育児休業制度などの個別周知の努力義務の創設
③育児目的休暇制度の努力義務の創設

予定だった配偶者が死亡するなどでみられなくなった場合となっています。

改正のポイントの残り2点は努力義務なので説明を省略します。詳しくは厚生労働省の「育児・介護休業法のあらまし」[1]のパンフレットを読んでください。

🟢 2017年1月の改正内容の注目ポイント

さかのぼって、2017（平成29）年1月1日施行の改正内容も確認しておきましょう。**表-2**に改正のポイントをあげました。育児支援関係で注目しておかなければならないのは、⑥「子の看護休暇の取得単位の柔軟化」と⑧「いわゆるマタハラ・パタハラなどの防止措置義務の新設」でしょう。

まずは「子の看護休暇の取得単位の柔軟化」です。看護休暇とは、小学校就学までの子を養育する者が、子どもが病気や怪我をした際にその面倒をみるために休めるという制度です。もともと、1年間で子ども1人につき5日間（子ども2人以上は何人いても10日間）が与えられる制度でしたが、その取得単位は1日単位でした。それが改正され、半日単位で取得できるようになりました。つまり、回数が倍の10回になる可能性が出てきたということです。半日とはいえ回数は増えますし、病気や怪我は突然起こるので予測もつきにくいわけです。勤務シフトを組んでいる管理職としては、突然のお休みが、しかも半日や1日が混在する状態で発生することになります。職場の体制を維持するにはなんともやっかいな存在になりそうです。

次に、「いわゆるマタハラ・パタハラなどの防止措置義務の新設」です。育児休業を取るスタッフに対し上司や同僚が嫌がらせをしないよう、防止する措置を講じることを使用者に義務づけています。育児休業中のスタッフがいて、看護休暇を申請されて、深夜業ができないスタッフがいて、短縮勤務をしているスタッフもいる……そんなあなたの職場を想像してみましょう。「むむっ、こりゃたまんない！」と思って、ついついそういったスタッフにきつくあたってしまうこともありそうです。そして、自分たちに負荷がかかるのできつくあたりたくなる同僚たちの気持ちも、あなたにはわかると思います。でもこの法律は、使用者にそれを防ぐ手立てを考えて運用しなさいといっています。もちろんその手立てを運用するのは、そう「管理職のあなた」になるわけです。自分は

表-2 2017（平成29）年1月1日施行の改正育児・介護休業法のポイント[1]

①介護休業の分割取得
②介護休暇の取得単位の柔軟化
③介護のための所定労働時間の短縮措置など
④介護のための所定外労働の制限（残業の免除）
⑤有期契約労働者の育児休業の取得要件の緩和
⑥子の看護休暇の取得単位の柔軟化
⑦育児休業などの対象となる子の範囲
⑧いわゆるマタハラ・パタハラなどの防止措置義務の新設

「なんとかしてよ。たまらないわ」と思っているのに、「育児休業を取るスタッフに対し、ハラスメントをしてはいけません」と指導しなくてはなりません。同僚たちからは、あなたに対し「じゃあ師長、この状況をなんとかしてください」と言われること必至ですよね。

手厚くなった介護休業の内容も要チェック

　おまけに介護休業も手厚くなっています。これからの時代、「親の介護で休業したい」と言ってくるスタッフは増えるでしょう。介護休業は、今までは要介護者1人につき93日まで、かつ1回限りの取得が認められていましたが、本改正で3回までの分割取得ができるようになりました。介護休業明けに、再度面倒をみなければならなくなり、1カ月後にまた介護休業に入るといったことが可能になったわけです（上限は合算して93日までですけどね）。介護休暇も要介護者1人につき5日間（2人以上の場合は10日）ありましたが、その取得単位が子の看護休暇と同じ半日になりました。さらに、今までも介護のために所定労働時間を短縮できたのですが、それまでは介護休業の日数と合算して93日までの範囲でしか短縮できませんでした。それが介護休業との日数合算はなくなり、介護休業の利用開始から3年間に2回以上利用できるようになっています。そのうえ、今までなかった「介護のための所定外労働の制限」が新たに加わりました。要介護者の介護の必要がなくなるまで、残業の免除が受けられることになっています。

今回のまとめ

- 2017（平成29）年10月1日施行の改正で、「保育所に入所できないなど、1歳6カ月を超えても休業がとくに必要と認められる場合」は、さらに2歳まで延長が認められた。
- 子の看護休暇の取得単位が半日単位で取得できるようになった。
- 妊娠・出産、育児休業、介護休業などを取るスタッフに対し、上司や同僚が嫌がらせをしないよう、防止する措置を講じることが使用者に義務づけられた。
- 介護休業は、要介護者1人につき93日まで、3回までの分割取得ができるようになった。
- 介護休暇は、要介護者1人につき5日間で、その取得単位が半日になった。
- 介護のための所定労働時間の短縮は、介護休業との日数合算がなくなり、介護休業の利用開始から3年間に2回以上利用できるようになった。
- 介護のための所定外労働の制限が新たに加わり、残業の免除が受けられるようになった。

　育児支援、介護支援は今後もどんどん手厚くなります（どの政治家も今後のことは言い切っていませんが、過去の経緯を見てもまず間違いなくそうなると私は予測してます）。今回の「働き方改革」のねらいを基礎編（7ページ）で長々と説明したのでおわかりいただけると思いますが、育児支援も介護支援も、今後も手厚くなる一方で、手薄く（？）なることはまず考えられません。であれば管理業務で起こる問題も、私たち管理職だけで解決できるものではなくなってくると考えられます。憂鬱になりますね。

問題解決の糸口をつかむためのアドバイス

さて、そんな憂鬱な状況を打破できるのでしょうか？ まずは私たち管理職ができることをしましょう。

①制度の内容、仕組みを理解します。別項の『子育て中の夜勤拒否は可能？』（153ページ）でも説明していますが、すべて無条件で優遇処置が適用されるわけではありません。まだまだ優遇処置には制限があったり、認められている優遇処置の勘違い、または無理解があるように思います。仕組みを知ることで、少しは打つ手を考えられるかと思います。

②これらの支援策を受けるスタッフが出てくると、間違いなく延べ労働力は低下します。低下した労働力をどう補うか、人の手配は最終手段として、そこにいくまでの手立てを考えます。不要な会議はやめる、委員会も最低限にしてもらう、自身の部署の不要な仕事を切り捨てるなど、他人に押しつけるのではなく、やめる勇気と代替策を検討しましょう。その際はスタッフ皆の協力が必要です。その力を引き出すのも管理職の仕事です。

③育児休業などの支援策を受けている人を、それを理由に不利益な扱いをすることは法律で禁止されています。ですので、その分を負担してくれているスタッフに目を向けましょう。小まめな声かけとねぎらい、そして可能であれば頑張りに応じた評価をしてください。

施設基準を守ることができる範ちゅうであれば、管理職としてある程度、現場での方策を講じて対処していかなければならないと思いますが、施設基準にいよいよ抵触してしまう場合や、労働基準法や三六協定に違反する労働力減になる可能性が出てくれば、これはもう経営問題のレベルです。皆さんは、体制がどの程度不足しているかを経営陣に示し、増員の確保に向かわなければなりません。そもそも病院は、法律を遵守し、診療体制を確立できる基礎人員を用意して経営にあたる必要があります。ですから有給休暇の取得や労働時間の上限規制、育児支援や介護支援などの支援策を受ける人の割合を予測して、それを加味して考えていかなければならないと思います。管理職の皆さんも「それは経営陣の考えること」ですませず、そういった上申をしていくべきです。たとえ今、経営が成り立っていたり利益が出ていたとしても、労働者の権利を剥奪しているのであれば、それは本来の経営とはいえないと思います。

●引用参考文献
1）厚生労働省　都道府県労働局雇用環境・均等部(室).育児・介護休業法のあらまし.https://www.mhlw.go.jp/content/11909000/000355354.pdf （2019年7月19日閲覧）

妊娠・子育て

育児休業明けも同じ病棟への復帰を希望されたら

　亜美の部下の京さんは、再来月に出産を迎えます。出産後は産後休業を取り、その後は続けて育児休業を取得する予定です。その京さんが亜美に「師長、私は育児休業が明けたら今の病棟に戻りたいと思っています。必ず復帰できる確約がほしいのですが」と言ってきました。亜美が「今の時点では確約できないんだけど、できる限りの対応はするわ」と言うと、京さんは「そうですか……。復帰後に他の部署に異動ってこともあるかもしれないんですね」と不安そうです。亜美は「京さんはまじめで頼りになるから、確かに手放したくはないんだけど……」「こういう場合はどんな対応を取るべきかしら？」と思うのでした。

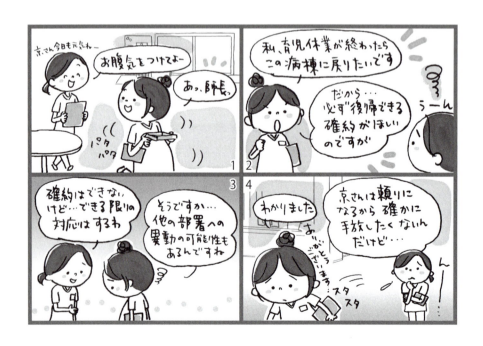

根拠法令・判例等

■男女雇用機会均等法
・第9条（婚姻、妊娠、出産などを理由とする不利益取り扱いの禁止など）
3項　事業主は、その雇用する女性労働者が妊娠したこと、出産したこと、労働基準法（略）第65条第1項の規定による休業を請求し、または同項もしくは同条第2項の規定による休業をしたこと、その他の妊娠または出産に関する事由であって厚生労働省令で定めるものを理由として、当該女性労働者に対して解雇その他不利益な取り扱いをしてはならない。
※「労働基準法第65条第1項」「同条第2項」は、139ページに掲載

■育児・介護休業法
・第10条（不利益取り扱いの禁止）
事業主は、労働者が育児休業申し出をし、または育児休業をしたことを理由として、当該労働者に対して解雇その他不利益な取り扱いをしてはならない。

■労働基準法
・第65条（産前産後）
3項　使用者は、妊娠中の女性が請求した場合においては、他の軽易な業務に転換させなければならない。

■告示
・2006（平成18）年厚生労働省告示第614号
「労働者に対する性別を理由とする差別の禁止等に関する規定に定める事項に関し、事業主が適切に対処するための指針」
（http://www.mhlw.go.jp/general/seido/koyou/danjokintou/dl/20000401-30-1.pdf）
・2009（平成21）年厚生労働省告示第509号
「子の養育又は家族の介護を行い、又は行うこととなる労働者の職業生活と家庭生活との両立が図られるようにするために事業主が講ずべき措置に関する指針」
（http://www.mhlw.go.jp/topics/2009/07/dl/tp0701-1s.pdf）

● 不利益な取り扱いとは何か

　この事例に対しては、「それぞれの病院で決められたルールに従ってください」という回答になります。が、それで終わってしまっては「なーんだ」と言われそうですので、関連する法律を紐解いてみます。まず男女雇用機会均等法の第9条第3項に「妊娠、出産に関する事由で解雇その他不利益な取り扱いをしてはならない」とされています。さ

らに育児・介護休業法の第10条は、「育児休業の申し出をし、または育児休業をしたことを理由に、解雇その他不利益な取り扱いをしてはならない」としています。つまりこの２つの法律で、妊娠、出産、育児休業までの範囲で「解雇その他不利益な取り扱い」をしてはならないと決められています。では、この事例のような希望を断ると不利益な取り扱いになるのでしょうか？

　カギは「その他不利益な取り扱い」とは何かということでしょう。これは、厚生労働省の告示「労働者に対する性別を理由とする差別の禁止等に関する規定に定める事項に関し、事業主が適切に対処するための指針」にも「子の養育又は家族の介護を行い、又は行うこととなる労働者の職業生活と家庭生活との両立が図られるようにするために事業主が講ずべき措置に関する指針」にも、ほぼ同じものが示されています。それは、以下のようなものになります。

イ）解雇すること
ロ）期間を定めて雇用される者について、契約の更新をしないこと
ハ）あらかじめ契約の更新回数の上限が明示されている場合に、当該回数を引き下げること
ニ）退職または正社員をパートタイム労働者などの非正規社員とするような労働契約内容の変更の強要を行うこと
ホ）降格させること
ヘ）就業環境を害すること
ト）不利益な自宅待機を命ずること
チ）減給をし、または賞与などにおいて不利益な算定を行うこと
リ）昇進・昇格の人事考課において不利益な評価を行うこと
ヌ）不利益な配置の変更を行うこと
ル）派遣労働者として就業する者について、派遣先が当該派遣労働者にかかる労働者派遣の役務の提供を拒むこと

　このうちの「ヌ）不利益な配置の変更を行うこと」が、この事例の事由を説明するカギになります。実は不利益な変更でなければ「配置変更することは問題ない」のです。では、「不利益な変更とは何か？」ですが、実はこれもこれらの指針で「（不利益な取り扱いか否かは）配置の変更の必要性、配置の変更前後の賃金その他の労働条件、通勤事情、労働者の将来に及ぼす影響など諸般の事情について総合的に比較考量のうえ判断すべきものであるが、たとえば、通常の人事異動のルールからは十分に説明できない職務または就業の場所の変更を行うことにより、当該労働者に相当程度経済的または精神的な不利益を生じさせることは、ヌの『不利益な配置の変更を行うこと』に該当する」と示されています。

組織としてのルールに則った異動は認められる

　これの意味するところは、思い切って簡単に言うと「普通行う異動と違う異動はダメ」ということになります。異動に若干の労働条件の変更や通勤事情の変化などは当たり前に起こりますし、将来への影響は異動なら必ずあります。一般常識からしてこれは行き過ぎという職務の変更や場所の変更で、かなりの経済的、精神的不利益を生む場合に、不利益な取り扱いであると判断されることになります。

　また、138ページの『妊産婦保護策にはどんなものがある？』でも取り上げましたが、労働基準法第65条第3項では、病院は妊娠した職員から要求されれば、「軽易な業務」に変更してあげなくてはいけないことになっていますから、妊娠が終わり子育てを行う状況になって、子育てしやすい職場への異動などは問題ないと考えます。この事例のように「元の部署へ戻してほしい」という希望があっても、その人が能力を発揮していただける職場であれば、異動しても何ら問題はないといえます。

　荒っぽい言い方をすれば、「育児休業を取るなどけしからん、意地悪してやる」なんてことで異動をさせるのはもってのほかということで、組織の活性化とその人の能力伸長を実現できる異動であるとか、より子育てしやすい環境への異動であるとかは問題なく、当然それが現部署で継続して勤務することであっても問題ないわけです。ですから、その範囲で病院としてルールを定めているのであれば、その通りに進めればいいことになります。

　出産、育児の休職後の配置をどうするかは、以上でおわかりいただけたかと思います。

今回のまとめ

- 育児休業明けの処遇に関しては、それが不利益な取り扱いかどうかがカギになる。
- 通常行う異動であれば、不利益な取り扱いにはならない。

　元の職場に復帰できると休業前に約束する必要はありません。復帰後の異動が組織の活性化や本人の能力発揮に有効であったり、より子育てしやすい環境への異動なら、それは「不利益な変更」にはならないからです。

問題解決の糸口をつかむためのアドバイス

　元いた職場に戻ることができると約束されることは、本人にとって安心できることかもしれませんが、よほど無茶をしない限り、通常の人事異動と同じように扱えるので、組織ニーズから人員配置を決めるという原理原則から考えても、約束をしない、いやできないと思います。

　しかしスタッフの不安を取り去ることは大切です。そこでまずは復帰時の働き方の相談に乗りましょう。その職場が子育てしながら仕事を続けるうえで最も適した部署かどうかは、現在考えていることと、子どもを持ち改めてその両立の難しさを感じているときとは違うと思います。

実際に私も、事務の女性職員が出産・育児を行いながら仕事を続ける際に、特定の部署ですが「あの部署へ変わりたい」と言われたことがありました。理由を聞くと、「その部署は子育てをしながら勤務している人が多く、子育て中のさまざまな問題が発生したときに、周囲の理解を得やすいから」という答えでした。つまり、元いた職場の知っている業務よりも、子育て中の自分にとって居心地のよい風土の部署を選びたいというわけです。

　単純に業務を知っているからそこへ戻りたいというのでなく、仕事を続けられる環境はどこが適しているのかという観点で自分のキャリア形成を考えるべきと、ぜひ教えてあげてください。

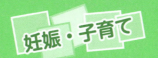

妊娠・子育て

子育て中の夜勤拒否は可能？

　亜美の病棟ではスタッフの横山さんが急に病気になってしまい、少し長くお休みすることになりました。そのため、今月の夜勤のやりくりが大変になり、1カ月72時間の制限を超えてしまいそうです。亜美は、小さな子どもの子育てをしている部下の藤川さんには、夜勤免除の請求があったので、夜勤を割りあてていませんでした。しかし、今回だけはと思い、藤川さんに「夜勤をお願いできない？」と聞きました。ところが藤川さんからは、「2歳の子どもがいて、夜勤免除も認めてもらっているので夜勤はできません」と言われました。毎月毎月、亜美は頭を抱えどおしです。

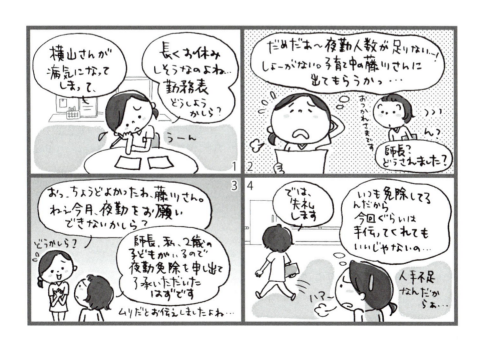

根拠法令・判例等

■育児・介護休業法
- 第9条の2（同一の子について配偶者が育児休業をする場合の特例）
- 第16条の2（子の看護休暇の申し出）
- 第16条の3（子の看護休暇の申し出があった場合における事業主の義務など）
- 第17条（時間外労働の制限）

※上記条文は「資料編」の217ページに掲載

- 第19条（深夜業の制限）

事業主は、小学校就学の始期に達するまでの子を養育する労働者であって次の各号のいずれにも該当しないものが当該子を養育するために請求した場合においては、午後10時から午前5時までの間（以下この条および第20条の2において「深夜」という）において労働させてはならない。ただし、事業の正常な運営を妨げる場合は、この限りでない。

- 1号　当該事業主に引き続き雇用された期間が1年に満たない労働者
- 2号　当該請求にかかる深夜において、常態として当該子を保育することができる当該子の同居の家族、その他の厚生労働省令で定める者がいる場合における当該労働者
- 3号　前二号に掲げるもののほか、当該請求をできないこととすることについて合理的な理由があると認められる労働者として厚生労働省令で定めるもの

2項　前項の規定による請求は、厚生労働省令で定めるところにより、その期間中は深夜において労働させてはならないこととなる一の期間（1カ月以上6カ月以内の期間に限る。〔略〕）について、その初日（略）および末日（略）とする日を明らかにして、制限開始予定日の1カ月前までにしなければならない。

■資料
- 厚生労働省（2018〔平成30〕年9月作成）「育児・介護休業法のあらまし」パンフレット

（https://www.mhlw.go.jp/stf/seisakunitsuite/bunya/000103504.html）

　皆さんの部下にも子育て中のスタッフは多数いると思います。ほとんどの人は、育児休業後の勤務では夜勤免除を申し出ているのではないでしょうか？　夜勤免除を申し出る人が多くなれば病棟は夜勤人数が不足し、夜間の看護体制が取れなくなります。頭を抱えてしまいたくなる気持ちもわかると思います。では、このケースのように免除を認めた部下に夜勤をお願いすることはできないのでしょうか？　できないのであれば、何か別の手立てはないのでしょうか？

「夜勤免除」は育児・介護休業法で定められているのか？

　まずは、育児・介護休業法が定めている「夜勤免除」について、どのような内容なのか確認してみましょう。厚生労働省の『育児・介護休業法のあらまし』パンフレットは、最新の改正も含めて説明してありますので、これを読めば法律の内容がよくわかります。

　このパンフレットの中で「夜勤免除」を探してみましょう。見つかりましたでしょうか？　と聞くと、「見つからないでしょう」と思っているなと思われた人、正解です。このパンフレットの中に「夜勤免除」という項目、言葉は出てきません。では、いったいこの法律のどこに「夜勤免除」をしなければならないと書いてあるのでしょうか？

　このパンフレットや法律の条文をしっかり読まれた人は気づかれると思いますが、「深夜業の制限」という条文（育児・介護休業法第19条）が存在します。どうやらこの条文が根拠のようです。

　実は、育児・介護休業法では「夜勤免除」ではなく「深夜業免除」を求めています。「なんだ『夜勤免除』する必要はないんだ」と早とちりしないでください。深夜業というのは、午後10時から午前5時の間の労働をいいます。つまりこの時間帯の労働を免除しなければならないということですので、近年非常に多くなっている二交代勤務の夜勤帯はほぼこの時間の範囲を含んでいるはずです。三交代勤務なら準夜勤務の一部と深夜勤務のほぼすべてが、この免除される時間帯となるはずです。

　じゃあ結局、「『夜勤免除』は行わなくてはいけないんじゃない」と思われたあなた、結論を出すのは早すぎる？かも。と言えば、「夜勤免除」しなくてもいいケースがありそうと期待されるかもしれませんが、残念ながらそうではありません。法律は、「子を養育するために請求した場合においては、午後10時から午前5時までの間において労働させてはならない。ただし、事業の正常な運営を妨げる場合は、この限りでない」となっていますので、請求されればこの時間帯を免除しなければならないのは言うまでもありません。また、「事業の正常な運営を妨げる場合」は免除しなくてもいいのですが、この場合とは有給休暇の時季変更権と同じで容易に可能にはならない性格のものです。「ということは、やはり免除しなければならないとなるじゃない」と思えますよね。

　じゃあ、どの点で「結論を出すのは早すぎる」と言っているのでしょうか？　これを理解いただくには、育児・介護休業法の深夜業免除の規定をもう少し詳しく見てみる必要があります。

育児・介護休業法が定める「深夜業免除」の中身

　まず、育児・介護休業法第19条は、「深夜業の制限」となっています。免除と制限は違うのか、ということになりますが、「（深夜業をしたくないと）請求した場合」「労働させてはならない」ですので、使用者にとっては制限となるわけです。

　深夜業は、午後10時から午前5時までの労働であると説明しました。となると、午後10時までの就業と午前5時からの就業は、法律違反にならないということです。利用価

値があるのであれば、午後10時までの遅番や午前5時からの早番での勤務は何ら構わないということになります。たとえば、夜勤をする人が夜勤帯の休憩を取りにくいのであれば、午後10時までの遅番で残ってもらって、その間に夜勤勤務者の休憩を一部でも入れておくなど活用のしかたはあるように思えます。

実際、私が行っている講義に参加された人の病院では、こういった遅番勤務や早番勤務を行って効果を上げている例はありました。また、副次的効果として、午後10時までの遅番であれば夜勤をすると言ってくれるスタッフも出てきて助かっているとの証言もありました。

深夜業の免除は誰もが受けられる？

まず、押さえておかなければならないのは、免除を受けられるのは「労働者が請求したとき」となっている点です。労働者が請求しなければ、免除する必要はありません。「じゃあ、請求させなければいいじゃない」と思うのは、法律違反となりますので要注意ですよ。

次に、請求できる人が決まっています。前出のパンフレットにありますが、下記に"あてはまらない"人が請求できます。
① その事業主に継続して雇用された期間が1年に満たない労働者
② 深夜においてその子を常態として保育できる同居の家族がいる労働者
③ 1週間の所定労働日数が2日以下の労働者
④ 所定労働時間の全部が深夜にある労働者

ここで注目は、「深夜においてその子を常態として保育できる同居の家族がいる労働者」は請求できないわけですから、配偶者が本当に保育できないのか十分に確認するということです。では、「保育できる同居の家族」とはどのような人のことをいうのでしょうか？　これもきちんと決まっています。それは、16歳以上の同居の家族であって、
① 深夜に就業していないこと（深夜における就業日数が1カ月について3日以下の場合を含む）。
② 負傷、疾病等により子の保育が困難な状態でないこと。
③ 6週間（多胎妊娠の場合は14週間）以内に出産する予定であるか、または産後8週間を経過しない者でないこと。
のいずれにも該当する者となっています（パンフレットより）。配偶者が普通のサラリーマンなら深夜に就業していることはまずないでしょうから、あとは病気でなく出産予定がなければ（これは配偶者が女性の場合に限られます）、「深夜においてその子を常態として保育できる同居の家族」がいることになりませんか？　少し希望の光が見えてきたのではないでしょうか？　といいますか、この点は必ず確認しておくべきことでしょう。

加えて注意すべき点は、「日々雇い入れられる者は請求できないが、期間を定めて雇用される者は請求できる」ので、パート職員や嘱託職員などの有期雇用者は請求できる場合があります。この点をよ〜く確認しないといけません。

さらに、知っておいて損はないのが、「制限（つまり免除）の請求は、1回につき、

1カ月以上6カ月以内の期間について、開始の日および終了の日を明らかにして、開始の日の1カ月前までにしなければならない」と法に定められている点です。ただし、「この請求は、何回もすることができる」と決まっています。じゃあ、何が知っておいて損はないのでしょうか？　それは、一度請求があれば、「小学校就学の始期に達するまで」ずっと免除されるわけではないということです。繰り返し請求はできますが、一度に最大6カ月までしか請求できません。つまり、6カ月ごとに「次の6カ月どうする？」と確認できることになりますし、次の請求が出てこなければ与える必要もないことになります。まあ、だまし討ちみたいなことはできませんので、請求期間が終わる前に、上司である管理職の皆さんは「お子さんの様子はどう？　大きくなったでしょう。あなたの看護師としてのキャリアからも、そろそろ夜勤を少しずつでも始めてみない？ご主人にもぜひ子育てに参加してもらって、月に1度でもいいから協力してもらえないかしら」なんてお願い？勧誘？ができるというわけです。もちろん「請求します」と言われればそこまでですが、6カ月ごとに確認していき協力を求めていけることは、それなりに効果があるかもしれませんね。

　1つ大切なことを説明し忘れていました。育児・介護休業法はこのように定められていますが、法の趣旨として、育児や介護を行わなければならない人が、子育てや介護がしやすいように、そのために離職することなどがないように、支援するためにつくられているということです。これらの法の運用は、申請する本人の労働継続意欲を維持するために行われるので、その人が退職するよりも残留して仕事を続けてもらうことを第一義に行わなければなりません。マタハラ（マタニティハラスメント）やパタハラ（パタニティハラスメント）は直近の法改正で厳に戒められています。運用上もそうならないように気をつけながら、一方ではスタッフのキャリア形成や現場の状況への理解を求めながら、協力を得られるように運用を進めていくべきでしょう。

今回のまとめ

- 深夜業の免除で免除すべき労働時間は午後10時から午前5時の間だけである。
- 「深夜においてその子を常態として保育できる同居の家族がいる労働者」は請求できない。その家族とは、16歳以上の同居の家族であって、深夜に就業していない（深夜における就業日数が1カ月について3日以下の場合を含む）者をいう。
- 期間を定めて雇用される者も請求できる。
- 免除の請求は、1回につき、1カ月以上6カ月以内の期間について、開始の日および終了の日を明らかにして、開始の日の1カ月前までにしなければならない。

　再度申し上げますが、育児・介護休業法は、育児や介護を行わなければならない人が、子育てや介護がしやすいように、そのために離職することなどがないように、支援するためにつくられているということです。もしも、育児や家族の介護など家族的責任を有する労働者を深夜業に従事させようとする場合においては、その事情に十分配慮することが望まれるとされています。

問題解決の糸口をつかむためのアドバイス

　まずは、事例への回答を申し上げておきます。深夜業の免除を受けている人に対し、夜勤に入ってもらえるように協力要請することは何ら問題はありません。ただし、スタッフが依頼を断ったからといって、スタッフの責任を問えるものでもありません。もちろん、夜勤免除を言い出しにくくすることはハラスメントと取られ、法に抵触する可能性があります。

　「だったら、どうしようもないじゃない」と言われればそこまでなのですが、育児休業を取り、深夜業免除や短時間労働や時間外制限を求めながらも働き続けるのは、お金の問題だけでなく看護師という仕事の魅力もあるからだとも思います。看護師としてのその後のキャリアを考えると、いつかどこかで夜勤に復帰することは考えているはずです。この思いを、いかに支援してあげられるかじゃないでしょうか？

　深夜業以外での勤務で自分が深夜業の免除を受けている間のほかのスタッフへの貢献や、できるだけ早い段階での深夜業への復帰を支援するために、お子さんの成長度合いに合わせた柔軟な勤務のあり方、また配偶者への協力要請を行う手段としての法制度の活用のしかたなど、まだまだ工夫はできそうではないでしょうか？

　スタッフも自身の看護師としての今後の成長を考えれば、どのタイミングで通常の勤務へ復帰していけばいいのか、迷っているかと思います。上司としては、そこをサポートするというスタンスを持つことができれば、解決への近道となるかと思います。

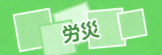

労災って何？
労災の認定基準は？

　亜美はある日、同期の山野師長から彼女の部下の若林さんのことで相談を受けました。若林さんは1年ほど前にうつ病と診断され、長期間休養しています。山野師長は亜美に、「若林さんはうつ病で、もう1年も休養しているのよね」「この前、『職場の人間関係で重大なストレスを受けたこと』を原因に、労災を申請すると言ってきたの」「うつ病が労災になるの？　この前ご自宅で脳内出血で倒れた小久保先生も労災が認められたって聞いたけど、そもそも労災ってどういう場合に認定されるんだろうね？」と相談します。しかし亜美にもさっぱりわかりません。

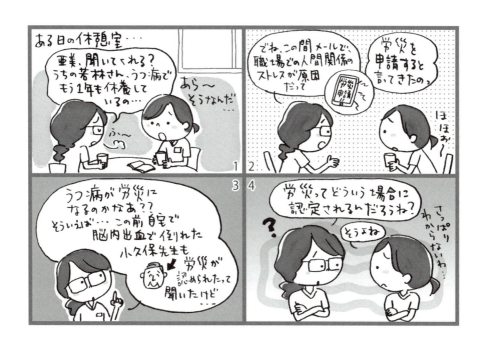

根拠法令・判例等

■労働安全衛生法
・第1条（目的）
この法律は、労働基準法（略）と相まって、労働災害の防止のための危害防止基準の確立、責任体制の明確化および自主的活動の促進の措置を講ずるなど、その防止に関する総合的計画的な対策を推進することにより職場における労働者の安全と健康を確保するとともに、快適な職場環境の形成を促進することを目的とする。
・第2条（定義）
この法律において次の各号に掲げる用語の意義は、それぞれ当該各号に定めるところによる。
 1号 労働災害 労働者の就業にかかる建設物、設備、原材料、ガス、蒸気、粉じんなどにより、または作業行動その他業務に起因して、労働者が負傷し、疾病にかかり、または死亡することをいう

■労働者災害補償保険法
・第1条
労働者災害補償保険は、業務上の事由または通勤による労働者の負傷、疾病、障害、死亡などに対して迅速かつ公正な保護をするため、必要な保険給付を行い、あわせて、業務上の事由または通勤により負傷し、または疾病にかかった労働者の社会復帰の促進、当該労働者およびその遺族の援護、労働者の安全および衛生の確保などを図り、もって労働者の福祉の増進に寄与することを目的とする。
・第2条
労働者災害補償保険は、政府が、これを管掌する。

■通達
・2001（平成13）年12月12日付基発第1063号（2010〔平成22〕年5月7日改正）「脳血管疾患及び虚血性心疾患等（負傷に起因するものを除く。）の認定基準について」
・2011（平成23）年12月26日付基発1226第1号「心理的負荷による精神障害の認定基準について」

■資料
・厚生労働省ウェブサイト「労災補償」
（https://www.mhlw.go.jp/stf/seisakunitsuite/bunya/koyou_roudou/roudoukijun/rousai/index.html）

2019（令和元）年6月28日に厚生労働省より「平成30年度『過労死等の労災補償状況』」[1)]という統計が発表されています。これによると、2018（平成30）年度の精神障害に関する事案の労災補償の請求件数は1,820件で、前年度から88件増と直近5年間を見ても右肩上がりに増えています。着目すべきは、精神障害の請求の多い業種ですが、社会保険・社会福祉・介護事業がいちばん多く、次に医療業になっています。両方をあわせると320件近くなり、いかに私たちの仕事がストレスフルなのかがわかります。

　また、統計を見ると、うつ病などの精神障害で労災認定された件数は465件と、脳・心臓疾患で認定された238件の約倍となっています。精神障害での労災申請の社会問題化がいよいよ進んでいますので、労災の問題をしっかり認識しておきましょう。

そもそも労災とは何を指していうのか？

　労災に関する法律としては労働安全衛生法があり、その第1条には「この法律は、労働基準法と相まって、労働災害の防止のためにさまざまな事項を定め、職場における労働者の安全と健康を確保するとともに、快適な職場環境の形成を促進することを目的とする」といった内容が記載されています。そして第2条1号には、労災（労働災害）とは「労働者の就業にかかる建設物、設備、原材料、ガス、蒸気、粉じんなどにより、または作業行動その他業務に起因して、労働者が負傷し、疾病にかかり、または死亡することをいう」と定められています。

　労災の定義は以上ですが、実は、通常私たちが「労災」と呼んでいるのは、「労働者災害補償保険（以下、労災保険）」のことを言っているケースがほとんどだと思います。法律としては労働者災害補償保険法があり、その第1条に「労働者災害補償保険は、業務上の事由または通勤による労働者の負傷、疾病、障害、死亡などに対して迅速かつ公正な保護をするため、必要な保険給付を行い、あわせて、業務上の事由または通勤により負傷し、または疾病にかかった労働者の社会復帰の促進、当該労働者およびその遺族の援護、労働者の安全および衛生の確保などを図り、もって労働者の福祉の増進に寄与することを目的とする」という目的が示されています。そして第2条には、この保険は「政府が管掌する」なんて明記されています。

　以上、「労災（または労災保険）とは何？」という問いに対してその定義を示しました。では具体的な中身はどうなっているでしょうか？

業務災害と通勤災害について

　労災保険の対象となる労災には、「業務災害」と「通勤災害」の2種類があります。比較的簡単な「通勤災害」とは何ぞや、からお話ししましょう。

「通勤災害」とは

　まず「通勤」とは、通常住んでいるところと通常勤務しているところを「合理的な経

路および方法」で行き来することをいいます。これは理解しやすいでしょうが、それに加え「通勤」には、「勤務している場所から別の勤務している場所への移動」や「単身赴任先と帰省先間の移動」も含まれます。

　では、「合理的な経路および方法」とは何でしょうか？　一般に、通勤するために使用される経路が合理的経路といわれています。これは公共交通機関を使わなければならないなどの制限はありません。自動車しか通勤手段がないとなれば、自動車で勤務先まで普通に移動する経路は合理的な経路とされますし、途中、交通事情で迂回した経路も合理的経路といわれます。

　一方、通勤にあたって合理的理由もないのに大きく迂回したルートを使うなどは、合理的経路でないとされます。つまり、勤務中に面白くないことがあったので、帰宅する前に海でも見に行こうと遠回りをすると、それは合理的ルートとはいわないことになります。

　さらに「往復の経路を逸脱（経路を外れること）」し、または「中断（通勤途中で違うことを行うこと）」した場合も、原則、通勤になりません。これは、面白い映画が上映されているので仕事帰りに友人と見に行ったとか、面白くないことがあったので友人に愚痴を聞いてもらうために、帰りに飲みに立ち寄ったといったことがあたります。

　ところが「中断」行為があったとしても、それが厚生労働省令で定める内容であれば、中断から元の経路に戻れば通勤災害として認められるケースがあるそうです。たとえば、駅から家へ帰る経路上にあるスーパーで夕食のお弁当を買ったなどは、その後、通常の経路に戻れば通勤災害が認められる「通勤」となります。

「業務災害」とは

　では「業務災害」のほうですが、これには「負傷」と「疾病」があります。「負傷」の場合、以下の3パターンがあります。
①事業主の支配・管理下にある場合……これは通常業務を行っている場合ですが、業務時間中の私的行為や故意などの場合を除き、業務災害として認められます。
②事業主の支配・管理下にあるが、業務をしていない場合……お昼休みなどの場合です。私的行為によって受けた負傷は対象外ですが、事業所の施設・設備などが原因で負傷すれば、それは業務災害となります。ちなみに業務中、トイレに行ったときに足を滑らせて負ったケガは労災でしょうか？　「そんなの……？」と思ったあなた。鋭いですねえ。しかしそれは間違いです。このような生理的欲求の場合でも、事業主の支配・管理下にあるので、業務に付随して起こった負傷として、労災対象となります。
③事業主の支配下にあるが、管理下を離れて業務を行っている場合……出張や業務外出のことを指します。これは明確でしょう。私的行為などがなければ労災として認められます。

　一方、「疾病」の場合は、認定されるためのポイントが3つあります。
①働いているその場に有害因子が存在していること……働いているその場に原因がないと論外ですよね。

②その有害因子は健康障害を起こすほどのもので、それにさらされていたこと……これも当然ですが、健康障害を引き起こすほどの量と期間、その因子にさらされていたことが必要です。
③発症するまでの経緯と病態が医学的に見て妥当であること……その因子が引き起こす疾病であり、妥当な期間、時期の発病であること。病気にはなったが、さらされていた原因となり得る因子がどう考えてもその病気を引き起こすものでないなら労災とはならないということで、これも当たり前のことですよね。

　こうやってみると、ホルマリンのような有害化学薬品を長時間吸う環境で常に仕事を行っていて起こる健康障害は、この3条件に照らすと簡単に該当するのがわかりますが、うつ病のようにストレスにより発病したものなどは、この条件にあてはまっているかどうかがわかりにくいものだと思います。そこで、近年、精神障害や脳・心疾患の労災認定の基準を明確化しなくてはならなくなってきました。

脳血管疾患および虚血性心疾患による労災認定の3要件

　この事例にも出てきたような脳内出血などで引き起こされる過労死や、うつ病などの心理的負荷を原因とした精神障害による自殺などの労災請求事案の増大は、新たな労災認定の基準を定める必要性を生んだようです。

　2001（平成13）年12月12日に『脳血管疾患及び虚血性心疾患等（負傷に起因するものを除く。）の認定基準について』が基発第1063号として出され、さらに精神障害に関しては、2011（平成23）年12月26日に基発1226第1号『心理的負荷による精神障害の認定基準について』が認定基準として出されています。

　脳血管疾患および虚血性心疾患による労災認定の要件が明示されたことは、画期的なことであったと思います（誤解しないでください。それまで基準がなかったわけでなく、より明確にされたということです）。こちらに関する要件は3点ありますが、その前提条件として「業務による明らかな過負荷を受けたことで発症した」ことが必要です。

　認定要件の第1は、「異常な出来事」が発症直前から前日に起こっているか？です。「異常な出来事」とは、①精神的な過負荷がかかったか？　②身体的な過負荷がかかったか？　③作業環境が急激に変化したか？、で判断するそうです。当然、ちょっとばかり負荷が増えたというわけではなく、「極度に」負荷がかかったか、と記されています。

　第2は、発症前のおおむね1週間前に「短期間の過重業務」があったか？です。日常業務に比べてとくに過重な身体的、精神的負荷がかかったかで決まるそうです。

　第3は、発症前のおおむね6カ月間前に「長期間の過重業務」があったか？です。発症前の一定期間の就労状況などを検討し、疲労の蓄積度合いがどの程度であったかで判断されます。実はその判断のために「労働時間の評価の目安」まで決められています。たとえば業務と発症の関連性が「強い」と判断できる労働時間は、発症前1カ月間におおむね100時間、または発症前2カ月間ないし6カ月にわたり1カ月当たりおおむね80時間を超える時間外労働がある場合だそうです。こういう明確な基準があると、

「あっ！ 私、該当する」と思う人も多くいるのではないでしょうか？ もし過重な負担がかかる業務をしていた場合は、労災認定を受けることができるかもしれませんね。

労働基準監督署の監督官に聞いた話では、発症2カ月前の時間外勤務が80時間を超えている医師であれば、まず労災認定を受けられるとのことでした（事実、労災認定された医師の事例も知っています。こういった基準に照らして判断されていたんですねぇ）。

心理的負荷による精神障害における労災認定の3要件

一方、2011（平成23）年12月に前記『心理的負荷による精神障害の認定基準について』が設定されたことは、これまた昨今の「業務を原因とするうつ病の増加」によるものと思われます（実は1999〔平成11〕年に判断指針が設定されていましたが、より明確な基準が必要とされるようになっている表れでしょうね）。この労災認定の要件も3つありますので、紹介しておきましょう。

まず第1は、「認定基準の対象となる精神病の有無などの判断」だそうです。精神疾患といってもいろいろあるのは皆さんご存じの通りですが、すべての精神疾患が労災認定対象となっているわけではないということです。たとえば「アルコールや薬物による障害」は除かれています。業務のストレスからアルコールに逃げたりすることはあると思いますが、これは除外なんですねぇ（実はこの疾患群は皆さんがよくご存じのICD-10の分類が使われており、前出のアルコールによる障害〔F1〕は対象外と定められているそうです）。

第2は、「その対象疾患の発病前のおよそ6カ月間に、業務による強い心理的負荷があったかの判断」だそうです。これは、心理的負荷が「強」とされる出来事があったと認められれば「強い心理的負荷」があったと認定されますが、その内容が具体的に決められているとともに、心理的負荷が「中」のもの、「弱」のものも具体的に定められており、かつ、それらがどのように組み合わされば「強い心理的負荷」となり得るかまでが規定されています。

第3に、「業務以外の心理的負荷および個体側要因で発病したかの判断」だそうです。業務以外にもうつ病になる可能性がある要因は複数ありますが、それがあって発病したのではないという確認と、もとから精神疾患の既往症があったとかアルコール依存症などでなかったかなどを確認します。もちろん、これらがなかったことが認定の条件となります。ここでもどのような別の要因があるかが細かく表にされていて、その負荷の程度とあわせてまとめられています。

さらに、ご本人が自殺してしまっている場合の取り扱い方法や、もともと既往症として精神疾患をお持ちの人が、業務上の負荷で「悪化」した場合の取り扱い方法、その疾患が治癒した場合の扱い方法まで定められています。実に細かく丁寧に決められていると感じました。

なお、労災保険の概要や補償の内容については、厚生労働省ウェブサイトの「労災補償」ページに載っています。また、厚生労働省は「労災保険給付の概要」「脳・心臓疾

患の労災認定」「精神障害の労災認定」などのパンフレットもウェブサイト上に用意しており、そこにはわかりやすく説明がされていますので、参考にしてください。

> **今回のまとめ**
> - 労災（労働災害）とは、働くにあたって私たちが関係する環境（建設物、設備、原材料など）や作業行動、その他業務に起因して、負傷したり病気にかかったり死亡することをいう。
> - 労災保険は、業務上または通勤による、負傷、疾病、障害、死亡などに対して必要な保険給付を行い、その人の社会復帰を促進させることを目的としている。
> - 労災保険の対象となる災害には、「業務災害」と「通勤災害」がある。
> - 「業務災害」のうち「負傷」では、事業主の支配・管理下で業務に従事していれば、特段の事情がない限り労災と認められる。休憩時間など、事業主の支配・管理下にあるが業務に従事していない際は、私的行為が原因の場合は認められない。出張など、事業主の支配下にはあるが、管理下を離れている場合は、特段の事情がない限り労災と認められる。
> - 「業務災害」のうち「疾病」では、①労働の場に有害因子が存在している、②健康障害を起こし得るほどの有害要因にさらされた、③発症の経緯、病態が医学的に妥当であり、業務との相当な因果因子が認められる疾病には労災が認められる。
> - 「通勤災害」とは、仕事に就くために住居と仕事場間の移動を合理的な経路および方法で行っている際に被った災害をいう。
> - 脳血管疾患および虚血性心疾患による労災認定要件は3点あり、異常な出来事が発症直前から前日に起こっているか、発症前おおむね1週間前に短期間の過重業務があったか、発症前おおむね6カ月間前に長期間の過重業務があったか、が要件となる。
> - 心理的負荷による精神障害の認定要件も3点あり、認定基準の対象となる精神病の有無、また、その対象疾患の発病前のおよそ6カ月間に業務による強い心理的負荷があったか、さらに業務以外の心理的負荷および個体側要因で発病したかどうかで判断される。
>
> ここでの説明や厚生労働省のパンフレットを読めば、過労死の主な原因となり得る脳血管疾患および虚血性心疾患の労災認定基準や、自殺の大きな原因となり得るうつ病などの心理的負荷による精神障害の労災認定基準が、従来以上にきめ細かく定められていることがおわかりになるかと思います。

問題解決の糸口をつかむためのアドバイス

労災保険では発生後を対象としていますが、忘れてはいけないのは、法律は、労働安全衛生法でそういった災害を発生させないよう求めているということです。毎度のことですが私たち管理職は経営と一体ですから、私たちにも労働災害予防が求められています。職場環境を整え、スタッフが危険因子にさらされないよう定められたその取り扱い方法を遵守させていくとともに、近年増大している脳・心臓疾患や精神障害の労働災害を

防ぐこともうながされているわけです。

　まずは時間外労働の抑制が必要です。脳・心臓疾患と精神障害のどちらにも、労働そのものの負荷の増大、つまり労働時間の増大が主要要因としてあげられています。私たちの労務管理が大きなカギというわけです。

　さらに精神障害の原因には、退職の強要、いじめ、人事異動、クレーム、人員減による業務負担増、上司・同僚・部下とのトラブルなどなど（心理的負担が「強」または「中」のものをあげています）、日常の業務中に普通に現れる事象も多数含まれています。そういった状況が皆さんのもとに出現しているなら、ぜひ当人の話を聞いてあげてください。問題解決をするためにも、その人のストレスを軽減するためにも、それが私たちにできる予防策でしょう。

●引用参考文献
1）厚生労働省．平成30年度「過労死等の労災補償状況」．2019（令和元）年6月28日．https://www.mhlw.go.jp/stf/newpage_05400.html （2019年7月19日閲覧）

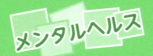

うつっぽい部下にどう対処する？

　亜美は2人の主任とともに新人の育成に忙しい毎日を送っています。亜美には1人、非常に気になる新人がいます。左京さんは少し気が弱いところがありますが、何事にもまじめに取り組みます。しかし飲み込みが悪いのか、なかなか手技が身につきません。そういうこともあり、いつも暗い表情をしていました。患者さんもその様子を見て不安そうですし、本人もつらそうなので、亜美は「少し休んでゆっくりしようよ。まずは診察を受けてみない？」と左京さんに話をしました。しかし、左京さんは「大丈夫です。できます」と言って聞き入れません。困った亜美は産業医に相談しましたが、「本人に『受診しない』と言われると、どうしようもないな」と言われ、途方に暮れてしまいました。

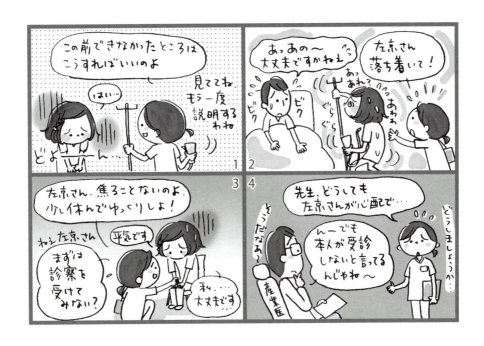

根拠法令・判例等

■労働安全衛生法

・第13条（産業医など）

事業者は、政令で定める規模の事業場ごとに、厚生労働省令で定めるところにより、医師のうちから産業医を選任し、その者に労働者の健康管理その他の厚生労働省令で定める事項（略）を行わせなければならない。

5項　産業医は、労働者の健康を確保するため必要があると認めるときは、事業者に対し、労働者の健康管理などについて必要な勧告をすることができる。この場合において、事業者は、当該勧告を尊重しなければならない。

6項　事業者は、前項の勧告を受けたときは、厚生労働省令で定めるところにより、当該勧告の内容その他の厚生労働省令で定める事項を衛生委員会または安全衛生委員会に報告しなければならない。

・第17条（安全委員会）

事業者は、政令で定める業種および規模の事業場ごとに、次の事項を調査審議させ、事業者に対し意見を述べさせるため、安全委員会を設けなければならない。

・第18条（衛生委員会）

事業者は、政令で定める規模の事業場ごとに、次の事項を調査審議させ、事業者に対し意見を述べさせるため、衛生委員会を設けなければならない。

・第69条（健康教育など）

事業者は、労働者に対する健康教育および健康相談、その他労働者の健康の保持増進を図るため必要な措置を継続的かつ計画的に講ずるように努めなければならない。

2項　労働者は、前項の事業者が講ずる措置を利用して、その健康の保持増進に努めるものとする。

・第70条の2（健康の保持増進のための指針の公表など）

厚生労働大臣は、第69条第1項の事業者が講ずべき健康の保持増進のための措置に関して、その適切かつ有効な実施を図るため必要な指針を公表するものとする。

■告示

・2006（平成18）年3月31日付（2015〔平成27〕年11月30日改正）
「労働者の心の健康の保持増進のための指針」
(https://www.mhlw.go.jp/hourei/doc/kouji/K151130K0020.pdf)

・2018（平成30）年8月22日改正
「心理的な負担の程度を把握するための検査及び面接指導の実施並びに面接指導結果に基づき事業者が講ずべき措置に関する指針」

うつ症状がはっきり出て、出勤などにさし障りのある部下でしたら対処できるのでだよいかもしれません。ただ、そこまではいっていないものの、精神的にちょっと心配という部下は皆さんにも１人や２人いるでしょうし、そういう人に限って「大丈夫です」と言って認めようとしないことが多いと思います。そんなときはどうすればいいのでしょうか？　法的に何か打てる手はあるのでしょうか？　近年、こういった問題は顕在化し、師長業務でも悩みごとの１つにあげられるようになってきています。重要な問題となってきていますので、早速、検討してみましょう。

● 法律は、病院に対応策を定めるよう求めているだけ

　この事例は、結論から言えば、「病院が策定しているはずの『心の健康づくり計画』通りに対処してください」となります。と言われても、ほとんどの人は「？」「？」「？」状態ですよね。「何それ？」って感じでしょう。本当はそれではダメなのですが、たいていの病院ではそういったところではないでしょうか。

　もし病院にこの計画がなくても、管理職なら対応策を事前に用意しておきましょう。あなたの病院にも産業医は必ずいるはずです（病院ですから医師はいるわけですし、労働安全衛生法の第13条で定められていますから、まず間違いなく産業医は任命されていると思います。ただし、労働者が50人未満の事業所には選任する必要がないので、それに該当していれば産業医はいないかもしれませんが……）。産業医に相談しケアを依頼するというのは、非常に有効な手段です。産業医がその立場で就業が可能かどうかを判断してくれます。医師の診断による判断ですから、本人も受け入れやすいでしょう。

　実は今回の「働き方改革」では、産業医と産業保健機能が強化されました。また、長時間労働者に対する面接指導なども強化されています。その内容は改正労働安全衛生法に定められているのですが、抜粋すると[1]、まず「使用者は、長時間労働者の状況や労働者の業務の状況など、産業医が労働者の健康管理等を適切に行うために必要な情報を提供しなければならない」となりました。次に、「使用者は、産業医から受けた勧告の内容を衛生委員会に報告しなければならない」と定められました。その情報は、衛生委員会で実効性のある健康確保対策を検討する際に役立てることとなっています。さらに、「使用者は、産業医等が労働者からの健康相談に応じるための体制整備に努めなければならない」「使用者による労働者の健康情報の収集、保管、使用および適正な管理について指針を定め、労働者が安心して事業場における健康相談や診断を受けられるようにする」となっています。また、「働き方改革」では労働時間の状況把握を客観的に行うよう使用者に義務づけていますが、さらに、一定の長時間働いた労働者から申し出があれば、使用者は医師による面接指導を実施しなければならなくなりました。

　まあ、こうやって眺めてみますと、新たに義務づけられたことがしっかり守られるようになればいいですが、直接的に問題に切り込んでいない感があって、「これで十分に機能するの？」なんて疑問を持ってしまいます。ただ、われわれ管理職としては、メンタルヘルスに支障をきたしているスタッフの対応に、今回の産業医の権限強化はせいぜ

い活用させてもらうべきかと思います。本人に対しても、病院に対しても、部下の状況とそれを踏まえた対応策は自分たちが上申するより、産業医が勧告するほうが「力」を持つということですから。

この問題に対応するのは労働安全衛生法

また、院内にいるであろう保健師、リエゾンナースなどや、外部では、行政が行うさまざまな無料相談窓口、ウェブサイト（たとえば「こころの耳」http://kokoro.mhlw.go.jp/）を活用しましょう。受診には抵抗感があっても、相談ならば少しはその垣根が低くなるかもしれません。こうやって専門家のアドバイスを受けさせることが、本人にとって解決の近道になると思います。

実は、この問題を考えるうえで必要な法律は、先ほども取り上げた労働安全衛生法です。この法律は、仕事をするうえで危険があったときに「その責任は誰か」「そんな危ない仕事をしているなら、安全管理を自主的にしなさいよ」という目的でつくられています。法律には、「健康保持増進を図るために必要な処置を講ずるようにしなさい」（第69条）、「そのための指針を厚生労働大臣は出しますよ。それに従ってくださいね」（第70条の2）と定められています。また労働者に対しては、「事業者が講ずる処置を利用して、健康の保持増進に努めなさい」としています（第69条第2項）。

厚生労働省の指針による安全衛生委員会等の役割

それ以前にもメンタルヘルスの指針はあったのですが、2015（平成27）年に、厚生労働省労働基準局長通達『労働者の心の健康の保持増進のための指針』が出されました。その中には、「労働者の受けるストレスは拡大する傾向にあり、仕事に関して強い不安やストレスを感じている労働者が半数を超える状況にある」こと、また「精神障害等にかかる労災補償状況をみると、請求件数、認定件数とも近年、増加傾向にある」ことから、「事業場において、より積極的に心の健康の保持増進を図ることは、非常に重要な課題となっている」と記されています。

では、どのように解決していけといっているのでしょうか。指針では下記を行うこととしています。
①メンタルヘルスに関する職場状況を十分調査審議する
②メンタルヘルスに関する現状と問題点を明確にする
③メンタルヘルスに関する問題点を解決する基本計画（心の健康づくり計画）を立てる
④メンタルヘルスに関する基本計画を実行する

メンタルヘルスケアの推進にあたっては、「使用者が労働者等の意見を聴きつつ事業場の実態に即した取り組みを行うことが必要」と厚生労働省は考えており、衛生管理委員会で「心の健康づくり計画」の策定をはじめ、関連する規定や「ストレスチェック制度」の規定、推進方法の策定など、衛生委員会の場で十分な調査審議を行うことで、効

果的にできるとしています。

 とはいえ冒頭でも触れましたが、実際には病院が策定している「心の健康づくり計画」などご存知ないケースがほとんどではないでしょうか？ また、策定されているケースもまれかもしれません。管理職であるあなたは経営と一体ですから（管理職の定義でした）、安全衛生委員会に「どうするの？」と要求しましょう。要求してもないのであれば、「策定してくれ」と要求しましょう。それでもできないのであれば、あなたも経営の一員ですから、「つくろうよ」と一緒になって策定してください。

● ストレスチェック制度で何が起こる？

 2014（平成26）年には労働安全衛生法が改正されて、2015（平成27）年12月1日より「ストレスチェック（心理的な負担の程度を把握するための検査）」が使用者に義務づけられました。これは、「『労働者の心の健康の保持増進のための指針』を出してメンタルヘルスを進めるようにいろいろ仕向けてきたが、なかなか効果が上がらない。よって、『メンタルヘルスに問題が発生した後の対策も必要だけど、予防する必要もあるんじゃない？』」という考えから打ち出された施策です。職場におけるストレス度やストレスの原因を調査し、職場環境の改善につなげることで、ストレスの要因そのものを低減するよう努めることを使用者に求めるものです。

 労働者側としては、ストレス度が高いことに早期に気づき、自身が望めば産業医による面接指導を受けることができて、メンタルヘルスの不調をきたす前に予防ができる（？）というわけです。一方、皆さん管理職は、誰がストレス度が高いかはわかりませんが（チェック結果は守秘されているので）、ストレス度が高いスタッフへの対策のために、突然、異動や、勤務形態の変化、業務の軽減などが起こり得ることを想定しておきましょう。また、職場の環境改善を求められることもありますし、病院全体としてストレスを軽減するための施策が発動されるかもしれません。始まってしばし経ちますが、「何がどう起こっていくか」はまだまだ想定できません。しかし"心当たり"がある管理職は心構えがいるかもしれません。

 となると、そもそもそういう職場環境をつくらないようにすることが得策かもしれませんね。

> **今回のまとめ**
>
> ・まずは産業医に相談する。
> ・保健師やリエゾンナースなど、院内の資源を活用できないか（つまり、スタッフの相談に乗ってもらえないか）を検討する。
> ・院外の相談所を利用するのも効果がある。
> 　この事例に出てきたような状況の人に対応するには、上記のような方法があります。その他、2015（平成26）年からストレスチェック制度がスタートしているので、高ストレスのスタッフがいると、メンタルヘルスの不調をきたす前に予防策がとられることもあるでしょう。

問題解決の糸口をつかむためのアドバイス

　もしこういった部下がいたら、あなたがその部下のことを心配しているということを、ぜひ伝えてあげてください。インターネット上の相談掲示板などには、精神的な問題を抱えたら「上司が辞めさせようとする」といった相談が多く寄せられています。得てして本人はそう感じやすいものですから、「相談するのも医者に診てもらうのもイヤだ」ということになりがちです。ですからあなたが心配していることを伝えて、そういった"心の壁"を取り払ってあげてください。あなたにとっても1日も早くスタッフが元気に勤務に就いてくれることが、すべての状況を好転させてくれるでしょうから。

　あとは、やはりこういった問題を抱えた部下を発生させないことです。そのためにも今回述べた「心の健康づくり計画」を策定・実施するよう、病院に働きかけておきましょう。

●引用参考文献
1）厚生労働省．働き方改革〜一億総活躍社会の実現に向けて〜．https://www.mhlw.go.jp/content/000335765.pdf
　（2019年7月3日閲覧）

メンタルヘルス

どうしよう？
うつ病休職者の復職

　亜美の病棟に配属された新人の左京さんはうつ気味になり、病気休職で治療することになりました。その左京さんも少しずつ回復し、今では「一刻も早く復帰したい」と亜美に言ってきます。人手不足なので復帰してもらうのはありがたいのですが、亜美はまず2人の主任に相談することにしました。すると森主任は「本当にもう大丈夫なんですか？　まだ休みが必要かと思いますが」と言い、二見主任は「復職といっても、世話をしてあげる必要がありますよね。ただでさえ忙しいのに私たちに押しつけられても」と言います。せっかく治って帰ってくるのですから、今度こそうまく一人前の看護師に育ててあげたいと亜美は思いますが、主任たちの不安もわかり、どう対応すればいいのかと悩むのでした。

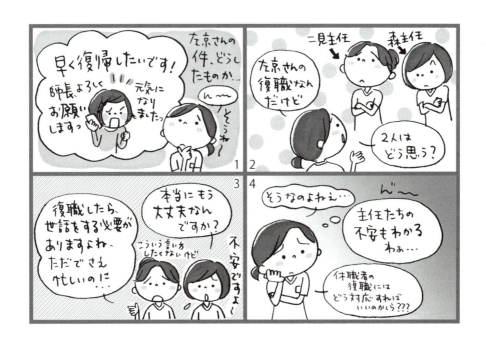

> **根拠法令・判例等**
>
> ■告示
> ・2006（平成18）年3月31日付（2015〔平成27〕年11月30日改正）
> 「労働者の心の健康の保持増進のための指針」
> (https://www.mhlw.go.jp/hourei/doc/kouji/K151130K0020.pdf)
> ・厚生労働省（2013〔平成25〕年11月）
> 「改訂　心の健康問題により休業した労働者の職場復帰支援の手引き」
> (https://kokoro.mhlw.go.jp/brochure/supporter/files/H25_Return.pdf)
>
> ■通達
> ・2012（平成24）年7月6日付基安労発第0706第1号「『心の健康問題により休業した労働者の職場復帰支援の手引き』の周知における留意事項について」

　ケガと違ってメンタルな病気は、治ったのかどうかはっきりしないことが多く、再発したらどうしようという不安もありますよね。また、扱いに気をつけなくてはという気持ちも働くので、多くは「腫れ物に触る」ような対応になりがちです。その結果、本音のところでは迎え入れる側が復職者を「厄介者」なんて思いがちになり、「職場復帰は、なかなか難しい問題です」となってしまいます。どう受け入れればよいのか、一緒に考えてみましょう。

厚生労働省が考える心の病気で休職した労働者の復職

　うつ病などのメンタルヘルスに問題のあった人の復帰については、国が示す「労働者の心の健康の保持増進のための指針」で、使用者に「職場復帰における支援」を行うように求めています。指針には、「職場復帰支援プログラムを策定し」、「休業の開始から復帰への標準的な流れを明示し」、「それに対応する職場復帰支援の手順、内容および関係者の役割などについて定め」、「プログラムの実施に関する体制や規程の整備を行い」、「労働者に周知を図ること」、そして「プログラムの実施は組織的かつ計画的に取り組むこと」と記されています。あれこれ難しいことを言っていますが、きちんと計画を立てて復帰させなさいと言っているわけです。

　では具体的にどうしなさいと言っているのかというと、『心の健康問題により休業した労働者の職場復帰支援の手引き』にその内容が書かれています。**図-1**を見てください。

【第1ステップ】病気休業開始および休業中のケア

　まずは治療が第一なので、「労働者が病気休業期間中に安心して療養に専念できるよう、次の情報提供などの支援を行いましょう」となっています。

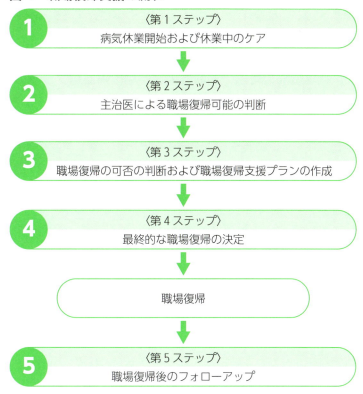

図-1 職場復帰支援の流れ

・傷病手当金などの経済的な保障
・不安、悩みの相談先の紹介
・公的または民間の職場復帰支援サービス
・休業の最長（保障）期間等　　　　など

　本人がいちばん気にするのは、病気休業の最長期間と期間終了後はどうなるか、そしてお金のことです。病気治療に専念するにしても、「クビ」になることが怖くて早く出てきたがります。就業規則に休業期間のことは明記されていると思いますので、管理職としては本人にきちんと伝えておかなければならないですが、伝えれば伝えたで本人にはそれがまたプレッシャーになるわけです。管理する者としても痛しかゆしですよね。

【第2ステップ】主治医による職場復帰可能の判断

　職場復帰の意思を示した職員に対し、病院は主治医の職場復帰可能である旨の診断書の提出を求めます。その際に就業上の配慮に関する主治医の具体的な意見を記入してもらうようにします。

　ただし、主治医の判断は必ずしも職場で求められる業務遂行能力まで回復しているとの判断とは限らないことに注意してください。職員は、職場復帰したい気持ちを持っていますので、主治医の判断だけで復帰可能と思い込んでいます。主治医は、職場の環境や職場で求められる業務遂行能力の詳細を十分に知ることはないので、判断にギャップ

が生まれてしまうことが多々あります。そのギャップを生まないためにも、主治医の判断と職場で必要とされる業務遂行能力の内容などについて、産業医等が精査したうえでとるべき対応を判断し、意見をもらうことが重要となります。

【第3ステップ】職場復帰の可否の判断および職場復帰支援プランの作成

　これらの意見を踏まえて職場復帰が可能か否かについて判断を行うことになる、と手引きには記されています。現場の状況を見てきた私としては、たとえ主治医が職場復帰可能との判断をしていても、業務や職場を知る産業医が行う、業務を遂行できるレベルまで復帰できているかどうかの判断を重視し、病院としてその可否を判断すべきだと思います。そうすることが、本人の思いとのボタンの掛け違いを防ぎ、職場復帰を確実なものとしてくれると考えています。

　手引きでは、この判断は、「労働者の職場復帰に対する意思の確認」「産業医等による主治医からの意見収集」「労働者の状態等の評価」「職場環境等の評価」などをもとに、事業場内産業保健スタッフ等を中心に総合的に行うべきとしています。

　これらの手順を踏むと、仮に本人が元の部署へ戻りたいと言っても、回復状況や本人や周囲の考え方などさまざまな要因で、戻すべきかどうかの判断がなされることになります。

　職場復帰可能と判断されたなら「職場復帰支援プランの作成」を行います。それには、「職場復帰日」「管理監督者による就業上の配慮」「人事労務管理上の対応等」「産業医等による医学的見地から見た意見」「フォローアップ」「その他（労働者が自ら責任を持って行うべき事項、試し出勤制度の利用、事業場外資源の利用）」などを盛り込みなさいとなっています。

　「人事労務管理上の対応等」で、配置転換や異動の必要性、勤務制度変更の可否および必要性を検討することとなっていますので、十分に検討しましょう。指針では、「職場復帰は元の慣れた職場へ復帰させることが原則です」となっていますが、ただ、うつ病の原因となるストレスは、仕事の重圧やその職場の人間関係がもとになっていることが多いですから、本人がどんなに希望しても、単純に考えて、同じ職場でないほうが問題が再発したりしなくてすむ確率が高そうなのは自明ではないでしょうか？

【第4ステップ】最終的な職場復帰の決定

　ここまでしてやっと「使用者による最終的な職場復帰の決定を行います」となるそうです。なかなか面倒ですよね。
　「労働者の状態の最終確認」を行い、産業医に「就業上の配慮等に関する意見書の作成（「職場復帰に関する意見書」）を作成してもらいます。そして、やっとのことで「使用者による最終的な職場復帰の決定」を行い、就業上の配慮の内容についてもあわせて労働者に対して通知することとなっているそうです。また、「職場復帰についての事業場の対応や就業上の配慮の内容などが労働者を通じて主治医に的確に伝わるようにします」となっていますが、私は労働者を介するとなかなか的確には伝わらないと思います。

職員の復帰を確実なものとするには、産業医と主治医が直接情報交換ができるようにすべきだとは思います。

【第5ステップ】職場復帰後のフォローアップ

職場復帰後は、管理監督者による観察と支援のほか、事業場内産業保健スタッフ等によるフォローアップを実施し、適宜、職場復帰支援プランの評価や見直しを行います、となっています。

われわれ管理職としては、ここがいちばん大変なところですよね。指針には、「疾患の再燃・再発、新しい問題の発生等の有無の確認」「勤務状況および業務遂行能力の評価」「職場復帰支援プランの実施状況の確認」「治療状況の確認」「職場復帰支援プランの評価と見直し」「職場環境等の改善等」「管理監督者、同僚等の配慮」と書かれています。職場でとくに大変なのは「管理監督者、同僚等の配慮」と「職場環境等の改善等」ではないでしょうか。職場復帰する人を受け入れる側に負担がかかりすぎないように注意しなさい、職場復帰する人がストレスを感じない職場環境づくりを行いなさい、ということなのですが、具体的に指針に書かれているわけでもなく、現場に丸投げ状態です。

これは私の経験からですが、職場復帰する人の状態もそれぞれでしょうからその状態に合わせて試行錯誤するしかないとは思いますが、心得ておくことは「その人は厄介者ではない。病気さえ治れば、一人前のスタッフとして働ける人だ」と心底思うことと、「その人にはできることから少しずつ」と業務ができていくことを計画的に、でも気長に進めていくことです。

いかがでしょうか？　いつもながら国は簡単に言ってくれますでしょう？　上記のどれをとっても難しいことばかりです。では私たちはどのように対処すればよいのでしょうか。次ページの『アドバイス』で考えてみましょう。

今回のまとめ

- 職場復帰支援プログラムを策定する。
- 休業の開始から復帰への標準的な流れを明示し、それに対応する職場復帰支援の手順、内容および関係者の役割などについて定める。
- 休職から復職までの流れを、その労働者や支援する管理者に周知することが重要。
- プログラムの実施に関する体制や規程の整備を行い、労働者に周知を図る。労働者に十分な情報提供が必要。
- 主治医には、職場で必要とされる業務遂行能力の内容や勤務制度などに関する情報提供をあらかじめ行うことが大切である。

スムーズな職場復帰支援のためには、上記のことが求められています。何度も言いますが、難しい！　頭を悩ませ過ぎて、あなたが心の病気になりませんように……！

> **問題解決の糸口をつかむためのアドバイス**
>
> うつ病からの復職が「腫れ物を触る」状態になってしまうのは、こんなに難しいことを要求されるからで、しかたがありませんよね。でも、休職者はいずれあなたのもとへと帰ってくるわけです。まずは「治ってよかった」ですよね。次に、スタッフが戻り、業務を回しやすくなると感謝と安心の気持ちを持てますよね。こういう気持ちを持ってみましょう。復職者が厄介者ではなくなりますよ。

　ただ、扱い方の不安がありますよね。改訂版の手引きは、「使用者は管理職にも十分な情報提供をするように」ということをポイントとしてあげています。無知は恐怖と言いますから、管理職自身も主治医やさまざまな専門家の知恵をおすそ分けしてもらい、対処していきましょう。

　お試し勤務も効果的だと思います。2012（平成24）年に出された「『心の健康問題により休業した労働者の職場復帰支援の手引き』の周知における留意事項について」は、お試し勤務の際の労災問題についての配慮をするようにとのお達しです。このような通達が出されたということは、厚生労働省もそれだけお試し勤務の効果を認めているということだと思います。

セクシュアルハラスメントの定義は？

ハラスメント

　最近、亜美は、新人の吉沢さんがいつも暗い顔をしているので気になってしかたがありません。ナースステーションで2人きりになる機会があったので、「どうしたの？　仕事で悩みでもあるの？」と尋ねても、なかなか話そうとしません。何度かうながすと、やっとボソボソ話し始めました。「実は、病棟主任の加来先生がときどきすれ違いざまにいやらしいことを言ってきて、嫌なんです」「『やめてください』と言っても、『まあまあ、いいじゃない』とかって言われるんです」と言います。亜美が「もっとはっきり『やめてください』って言わないと」と言っても、「でも、偉い先生に嫌われても困ると思って。私が我慢すればいいのかなと……」とのことです。「これは一大事。何とかしなくちゃ」と思う亜美でした。

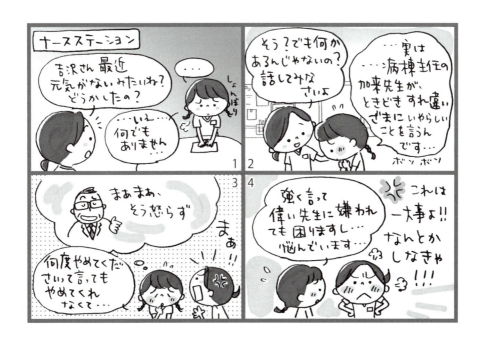

根拠法令・判例等

■男女雇用機会均等法

・第11条（職場における性的な言動に起因する問題に関する雇用管理上の措置）

事業主は、職場において行われる性的な言動に対するその雇用する労働者の対応により、当該労働者がその労働条件につき不利益を受け、または当該性的な言動により当該労働者の就業環境が害されることのないよう、当該労働者からの相談に応じ、適切に対応するために必要な体制の整備その他の雇用管理上、必要な措置を講じなければならない。

・第11条の2（職場における妊娠、出産等に関する言動に起因する問題に関する雇用管理上の措置）

事業主は、職場において行われるその雇用する女性労働者に対する当該女性労働者が妊娠したこと、出産したこと、労働基準法第65条第1項の規定による休業を請求し、または同項もしくは同条第2項の規定による休業をしたことその他の妊娠または出産に関する事由であって厚生労働省令で定めるものに関する言動により当該女性労働者の就業環境が害されることのないよう、当該女性労働者からの相談に応じ、適切に対応するために必要な体制の整備その他の雇用管理上必要な措置を講じなければならない。

■告示

・2006（平成18）年厚生労働省告示第615号、最終改正2016（平成28）年8月2日厚生労働省告示第314号

「事業主が職場における性的な言動に起因する問題に関して雇用管理上講ずべき措置についての指針」

(https://www.mhlw.go.jp/file/06-Seisakujouhou-11900000-Koyoukintoujidoukateikyoku/0000133451.pdf)

・厚生労働省（2017〔平成29〕年9月作成）

「職場におけるハラスメント対策マニュアル」

(https://www.mhlw.go.jp/file/06-Seisakujouhou-11900000-Koyoukintoujidoukateikyoku/0000181888.pdf)

セクシュアルハラスメントの現状を理解する

インターネット上にある日本看護協会の「保健医療福祉施設における暴力対策指針―看護者のために―」（2006〔平成18〕年）[1]を見ると、セクシュアルハラスメントを受けたことのある看護師の中で、加害者が患者だったのは2人に1人、同じ職場の職員だったのは5人に1人だったそうです。職場の人からもけっこうセクシュアルハラスメ

図-1　セクシュアルハラスメントに関する相談件数と是正指導件数の推移[2]

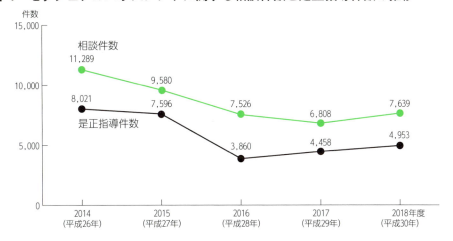

ントを受けているなあというのが私の感想です。この問題に対処するための知識を得ておきましょう。

2019（令和元）年6月に厚生労働省がこんな統計資料を出しました。それは、「平成30年度　都道府県労働局雇用環境・均等部（室）での法施行状況」[2] です。この内容はまさにタイトル通り、2018（平成30）年度に「都道府県労働局雇用環境・均等部（室）」で取り扱った、男女雇用機会均等法、育児・介護休業法、パートタイム労働法に関連する相談などの件数をまとめたものです。セクシュアルハラスメントを取り締まる法律は男女雇用機会均等法ですから、セクシュアルハラスメントの相談件数もここに載せられています。

2018（平成30）年度のセクシュアルハラスメントに関する相談総数は、7,639件だったそうです。この件数はあくまでも雇用環境・均等部（室）へ寄せられた相談の集計ですから、実際にはもっとたくさんあったであろうことは容易に想像できますよね。

2014（平成26）年度の統計に比べ、総件数は30％強減少しています〔図-1〕。法律の趣旨が少しずつですが行き届き、ここ数年全体数は減少してきましたが、2018（平成30）年度は相談件数も是正指導数も再び増加に転じています。法の趣旨が広がりつつあり、セクシュアルハラスメント件数が抑制されてきたものの、労働者に法の理解が進み、今まで見過ごされてきたものが表に出るようになったのかもしれません。

では、改めてここで質問です。セクシュアルハラスメントの定義を述べてください。これが完璧に言えれば、この記事は読まなくて結構です。……なんてウソですよ。これが仮に言えても最後までおつき合いください。

セクシュアルハラスメントの定義

まずは定義です。厚生労働省が出している『職場におけるハラスメント対策マニュアル』を見ると、職場におけるセクシュアルハラスメントとは、「職場」において行われる、「労働者」の意に反する「性的な言動」に起因することで不利益を被ったり（対価

型セクシュアルハラスメント）、その労働者が就業するうえで見過ごせない支障が生じること（環境型セクシュアルハラスメント）をいうそうです。

　ここでいう「職場」とは、当然、働く場（私たちなら病院ですよね）のことですが、それだけではなく勤務時間外の「宴会」など、実質上、職務の延長と考えられるものは「職場」に該当するんだそうです。つまり、病棟メンバーでの懇親会の席上も職場の延長とみなされるため、「プライベートだから少々羽目を外しても大丈夫」と思っていると、ハラスメントになり訴えられる（訴える？）場合もあるということです。また、「労働者」には、パート職員や派遣職員の人も含まれていますから、「派遣の人には大丈夫」なんてことは絶対ありません。

　そして「性的な言動」は、「事業主、上司、同僚に限らず、取引先、顧客、患者なども行為者になり得る」とのことですし、「女性が男性に」ということのほか、「女性が女性に、男性が男性に対して行う場合も含む」んだそうです。

　では具体的に「性的な言動」って、どんなことをいうのでしょうか？　これも厚生労働省はきちんと規定してくれています。まず、「性的な内容の発言」ですが、性的な事実関係を尋ねること、性的な内容の情報（噂）を流布すること、性的な冗談やからかい、食事やデートへの執拗な誘い、個人的な性的体験談を話すことなど、なんですって。

　次に「性的な行動」ですが、性的な関係を強要すること、必要なく身体へ接触すること、わいせつ図画を配布・掲示すること、強制わいせつ行為、強姦などだそうです。ですからこの事例のように、本人が困っている性的な発言は、間違いなくセクシュアルハラスメントそのものです。

　「対価型」と「環境型」についても説明しましょう。「対価型」は、「労働者」の意に反する「性的な言動」があったときにそれを拒んだ者が、解雇、降格、減給などの不利益を受けることをいいます。まさに、助べえな悪代官さまそのものですよね。一方、「環境型」は、「労働者」の意に反する「性的な言動」により労働者の就業環境が不快なものとなったため、その労働者が就業するうえで看過できない程度の支障が生じることです。たとえばＨな雑誌を目につくところに置いたり、そんなポスターを貼るなどもこれに該当します。これで改めて、セクシュアルハラスメントを理解していただけたかと思います。

　「え？　これだけ??」と思ったあなた、ありがとうございます。私の説明にご期待いただいていたんですね……？　実は、大事なところはこれからです。セクシュアルハラスメントを行う職員は問題があり処罰されるべきなんですが、法律の主旨はこれだけではないのです。男女雇用機会均等法の第11条にもあるように、「使用者は、当該労働者からの相談に応じ、適切に対応するために必要な体制の整備その他の雇用管理上、必要な措置を講じなければならない」が、この法律の本当の狙いなんです。法律は、使用者、つまり病院に、セクシュアルハラスメントが起こらない職場環境をつくることと、もし発生したなら適切に問題解決をし、再発しないようにすることを義務づけています。

使用者に求められているセクシュアルハラスメント対策

　法律が使用者に求めている具体的な内容は、次の10項目です。

1．セクシュアルハラスメントの内容およびセクシュアルハラスメントがあってはならない旨の方針を明確化し、周知・啓発する
2．行為者への厳正な対処方針、内容を規定化し、周知・啓発する
3．相談窓口を設置する
4．相談に対する適切な対応を行う
5．事実関係を迅速かつ正確に確認する
6．被害者に対する配慮の措置を適正に行う
7．行為者に対する措置を適正に行う
8．再発防止措置を実施する
9．当事者などのプライバシー保護のための措置を実施し、周知する
10．相談、協力などを理由に不利益な取り扱いを行ってはならない旨を定め、周知・啓発する

　これを聞いて「よかったわ。私には関係なく病院がしなくちゃいけないのよね」と安心しないでください。たぶん上記で取り上げた内容は、あなたの病院でも整えているとは思いますが（法律ができて久しいので、対応くらいはとっていると思います）、これを実行するのは師長の皆さんでもあるわけです。十分に自院のセクシュアルハラスメント対策の内容を理解し、「発生させない」を念頭に行動しましょう。

今回のまとめ

- 職場におけるセクシュアルハラスメントとは、「職場」において行われる、「労働者」の意に反する「性的な言動」に起因することで不利益を被ったり（対価型セクシュアルハラスメント）、その労働者が就業するうえで見過ごせない支障が生じること（環境型セクシュアルハラスメント）をいう。
- 法律は、使用者に、セクシュアルハラスメントが起こらない職場環境をつくることと、もし発生したなら適切に問題解決をし、再発しないようにすることを義務づけている。

　「院長先生や看護部長、事務長は大変ね」と思った「あなた」、大切なことを忘れていませんか？　皆さんは師長であれば「管理職」でしょう。管理職は経営と一体ですよね。皆さんにも法律が使用者に求めている10項目が求められていますよ。「さあ、大変。どうしましょう」。

> **問題解決の糸口をつかむためのアドバイス**

セクシュアルハラスメントの問題に知らん顔などをしようものなら、あなたも処罰や社会的制裁を受けますよ。なぜなら法律は、病院にセクシュアルハラスメント防止を求めていて、病院もその対策を講じているからです（いるはずです）。そこには管理職がすべきことが規定してあるはずですし、不心得者を処罰する規定や管理不行き届きを処罰する規定も完備しているはずです。やばい！　そうですよね。ですから次のような準備をしておきましょう。

①病院にはセクシュアルハラスメント規定があるはずです。知らなければ人事課へ行って教えてもらいましょう。もしなければ、「これはまずいですよ」と看護部長へ進言しましょう。

②皆さんの部下にその規定を教えましょう。規定の中身、とくに相談窓口が設置されているはずですから、その使い方を説明しておいてください。

③皆さんがセクシュアルハラスメント事案を察知したら、相談窓口へ急行しましょう。また、皆さんが相談を受けたのであれば、相談窓口で相談するよう本人に勧めてください。

④相談窓口は、事実関係を把握するために調査を始めます。できる限りの協力をしましょう。

⑤病院は、再発防止策を策定します。その策を部下に知らしめ、励行できる環境をつくるのがあなたの役割です。

こういった準備をすることで、皆さんの部下と職場環境を守れますし、皆さんの立場も守れるはずです。これは地震の準備と同じです。何も起こっていないときにこそ、準備をしておくチャンスです。

●引用参考文献
1）日本看護協会．保健医療福祉施設における暴力対策指針－看護者のために－．https://www.nurse.or.jp/home/publication/pdf/guideline/bouryokusisin.pdf （2019年7月3日閲覧）
2）厚生労働省．平成30年度　都道府県労働局雇用環境・均等部（質）での法施行状況．https://www.mhlw.go.jp/content/11900000/000521502.pdf （2019年7月3日閲覧）

ハラスメント

これってパワーハラスメント？

　亜美は、この春、亜美の病棟からオペ室へ異動になった今井さんに久しぶりに職員食堂で会いました。念願かなってオペ室業務に就けると希望に燃えていた今井さんですが、ひどく落ち込んで暗い表情をしています。亜美が「どうしたの？」と声をかけると、「手術の介助に入っていると、外科の某先生から『こんなことも知らないのか！』『いったい何年看護師をやってるんだ！　それでリーダーってよくいえるな。役立たず！』『もう辞めろ！』と叱責される」と、泣きそうな顔で今井さんは言います。「これってパワーハラスメントじゃないですか？　私は一生懸命、仕事を覚えようと努力してます。なんで辞めろとか言われないといけないんでしょうか」「訴えたい」とも言います。どうアドバイスしていいか困る亜美でした。

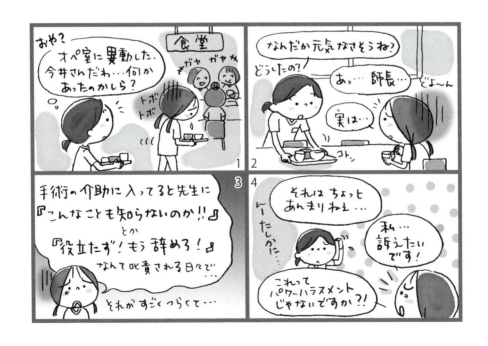

根拠法令・判例等

■労働施策総合推進法（労働施策の総合的な推進並びに労働者の雇用の安定及び職業生活の充実等に関する法律）

第8章　職場における優越的な関係を背景とした言動に起因する問題に関して事業主の講ずべき措置等

・第30条の2（雇用管理上の措置等）

事業主は、職場において行われる優越的な関係を背景とした言動であって、業務上必要かつ相当な範囲を超えたものによりその雇用する労働者の就業環境が害されることのないよう、当該労働者からの相談に応じ、適切に対応するために必要な体制の整備その他の雇用管理上必要な措置を講じなければならない。

■民法

・第415条（債務不履行による損害賠償）

債務者がその債務の本旨に従った履行をしないときは、債権者は、これによって生じた損害の賠償を請求することができる。債務者の責めに帰すべき事由によって履行をすることができなくなったときも、同様とする。

・第709条（不法行為による損害賠償）

故意または過失によって他人の権利または法律上保護される利益を侵害した者は、これによって生じた損害を賠償する責任を負う。

・第715条（使用者などの責任）

ある事業のために他人を使用する者は、被用者がその事業の執行について第三者に加えた損害を賠償する責任を負う。ただし、使用者が被用者の選任およびその事業の監督について相当の注意をしたとき、または相当の注意をしても損害が生ずべきであったときは、この限りでない。

■労働契約法

・第5条（労働者の安全への配慮）

使用者は、労働契約に伴い、労働者がその生命、身体などの安全を確保しつつ労働することができるよう、必要な配慮をするものとする。

■資料

・厚生労働省（2012〔平成24〕年1月30日）「職場のいじめ・嫌がらせ問題に関する円卓会議ワーキング・グループ報告」
(https://www.mhlw.go.jp/stf/houdou/2r98520000021i2v-att/2r98520000021i4l.pdf)

・日本司法支援センター「法テラス」
(https://www.houterasu.or.jp/)

パワーハラスメントを規制する法律が成立した！

　令和の御代になって、画期的なことが起こりました。令和元年5月29日に国会でパワーハラスメントの法制化が審議可決され成立したのです（「パワーハラスメント法」とでもなっていればわかりやすいのですが、この法制化は「女性の職業生活における活躍の推進に関する法律等の一部を改正する法律案」の中で「労働施策の総合的な推進並びに労働者の雇用の安定及び職業生活の充実等に関する法律（労働施策総合推進法）」の一部を改正し、パワーハラスメント条項（この法律では、「第8章 職場における優越的な関係を背景とした言動に起因する問題に関して事業主の講ずべき措置等」という名前の章となっています）を追加するかたちで実現しようとしています。本音ではこの法律を使わせたくないの？と勘繰りたくなるような、わかりにくいところに追加するんですよね。

　この法律は、男女雇用機会均等法でセクシャルハラスメントへの対応を使用者に義務づけたのと同様に、「事業主は、職場において行われる優越的な関係を背景とした言動であって、業務上必要かつ相当な範囲を超えたものによりその雇用する労働者の就業環境が害されることのないよう、当該労働者からの相談に応じ、適切に対応するために必要な体制の整備その他の雇用管理上必要な措置を講じなければならない」（第30条の2）との要旨で制定されました。

　使用者は、パワーハラスメントを発生させない職場づくりが義務づけされ、発生時に対応する体制を整えることも義務づけされています。立場の強い者がその立場を笠に着て「いじめ」「嫌がらせ」などをしない職場づくりを行わなければならなくなっています。この事例のような、一方的な恫喝にも似た暴言を吐くことをさせない職場が実現する（？）土台となる法律がやっとできたわけです。

　では、この法律の内容を詳しく説明しましょう。といって、できればいいのですが、残念ながらできたてほやほやで、たった7つしか条文がないものですから、詳しいことはこれからということになります。条文の中に、厚生労働大臣が「事業主が講ずべき措置等に関して、その適切かつ有効な実施を図るために必要な指針を定める」となっています。この指針は、2019（令和元）年7月19日現在、提示されていません。

　でも、このたった7つの条文の中に、パワーハラスメントを職場で起こさせない、起こってもそれを解決する仕組みを整えることを使用者に義務づけ、発生した労働争議を解決する手段を定めるなど、大きな進歩をしていると感じています。これからに大いに期待しましょう。

　一方、われわれ管理職はパワーハラスメントにも対応しなければならなくなります。今後発表される指針には注意をしておきましょう。

　ところでこの指針ですが、どのようなものになるのでしょうか？　私自身、「たぶんこんなものになるのでは」と予想できる報告書があります。それは、2012（平成24）年1月30日に厚生労働省から発表された『職場のいじめ・嫌がらせ問題に関する円卓会議ワーキング・グループ報告』です。その文書の中でパワーハラスメントの定義が提案さ

れていますし、厚生労働省はウェブサイト上で「職場のパワーハラスメントについて」というページを設けていますが、そこでその定義を引用しています。指針もたぶんこの報告書から多く引用されると思いますので、ぜひこちらも見ておいてください。

パワーハラスメントって何??

さて、厚生労働省がウェブサイト上で、『職場のいじめ・嫌がらせ問題に関する円卓会議ワーキング・グループ報告』が提案した定義を引用していると述べました。実はこの報告書の中で、初めてパワーハラスメントの定義がなされたという点が画期的だったのです。「それまで、パワーハラスメントって定義すらなかったの?」と思われた人、そうなんです。定義すらなかったんです。パワーハラスメントを認定するのが難しいといわれてきたのには、何をもってパワーハラスメントというのか、上司の指導と何が違うのかがはっきりしなかったという理由があったのです。

セクシュアルハラスメントは男女雇用均等法ではっきりと規定され、セクシュアルハラスメントが起こらないように対策を取ることが使用者に義務づけられています。でも、パワーハラスメントに関しては、男女雇用機会均等法のように法整備がなされていなかったのです。まずはその報告書で定義された「パワーハラスメントとはどういうものをいうのか」についてお話ししましょう。

報告書の中で説明されている定義は、「職場のパワーハラスメントとは、同じ職場で働く者に対して、職務上の地位や人間関係などの職場内の優位性（※）を背景に、業務の適正な範囲を超えて、精神的・身体的苦痛を与える、または職場環境を悪化させる行為をいう」のだそうです（※「優位性」には、上司から部下に行われるものだけでなく、先輩・後輩間や同僚間、さらには部下から上司に対してなど、さまざまな優位性を背景に行われるものも含まれます）。

パワーハラスメントに該当する行為とは？

「定義はわかった。が、具体的にどんな行為のこと？」と、当然思いますよね。この質問にも円卓会議は答えてくれています。報告書では、職場のパワーハラスメントの行為類型を以下のようにあげています。

1．身体的な攻撃（暴行・傷害）
2．精神的な攻撃（脅迫・名誉毀損・侮辱・ひどい暴言）
3．人間関係からの切り離し（隔離・仲間外し・無視）
4．過大な要求（業務上明らかに不要なことや遂行不可能なことの強制、仕事の妨害）
5．過小な要求（業務上の合理性なく、能力や経験とかけ離れた程度の低い仕事を命じることや仕事を与えないこと）
6．個の侵害（私的なことに過度に立ち入ること）

ただし、「これらは職場のパワーハラスメントのすべてを網羅するものではない」と

も言っています。これらの類型にあてはまらなくても、パワーハラスメントになり得る行為はあるということです。

また、この円卓会議の報告では、「『パワーハラスメント』は、労働者の尊厳や人格を侵害する許されない行為」であり、「これを受けた人だけでなく、周囲の人、これを行った人、企業にとっても損失が大きい行為」であるとし、「『パワーハラスメント』の予防・解決に取り組む意義は、損失の回避だけに終わらず、仕事に対する意欲や職場全体の生産性の向上にも貢献し、職場の活力につながるものととらえて、積極的に取り組みを進めること」と、この問題に取り組む意義と必要性を訴えています。

しかしこれらは現段階ではあくまでも、この円卓会議が厚生労働省へ提出した「報告」でしかありません。これらが指針として採用され今回の法律と相まれば、強制力が発揮できると期待（？）できます。パワーハラスメントがメンタルヘルスに大きく影響していることもあり、今回の法制化は、その予防・解決に厚生労働省もやっと重い腰を上げたというところでしょうか。

パワーハラスメントに対抗するには最終手段しかない??

この事例は、この報告にある「パワーハラスメント」にぴったり合致しているといえますが、何ら打つ手はないのでしょうか？　今回の法律では、発生時の問題解決も規定されています。

①都道府県労働局長は、当該紛争の当事者の双方または一方からその解決につき援助を求められた場合には、当該紛争の当事者に対し、必要な助言、指導または勧告をすることができる。

②都道府県労働局長は、当該紛争の当事者の双方または一方から調停の申請があった場合において当該紛争の解決のために必要があると認めるときは、個別労働関係紛争の解決の促進に関する法律第6条第1項の紛争調整委員会に調停を行わせるものとする。

と、紛争解決手段を用意してくれます。

また、国が設立した法的トラブルを解決するためのインターネットサービス「法テラス」には、パワーハラスメントの相談が掲載されています。その内容には「使用者およびいじめをしている者に対して、いじめ行為をやめることを求める仮処分を申し立てることや、損害賠償を請求することが考えられます」とあります。また、刑法でいえば「暴行罪、脅迫罪、名誉毀損罪などで告訴すること」もできる場合があるそうです。訴える相手としては、パワーハラスメントを行う者だけでなく、管理責任があるとのことで使用者（つまり病院）も訴えることができます（民法第709条、第715条、第415条、労働契約法第5条）。

法テラスでは、損害賠償の訴えを起こす前に以下のようなことをすすめています。
1．メモを作成したり、録音をするなどして、証拠を残しておくこと
2．使用者に対して内容証明郵便を送付し、いじめを止めるように要求すること
3．民事調停を申し立てること

4．法務局（人権相談）または弁護士会の人権擁護委員会に申し立てること
5．暴行罪、脅迫罪、名誉毀損罪などで告訴すること

　弁護士や社会保険労務士の先生の著書やウェブサイトを読んでも、「証拠を残せ」「公的な相談窓口に相談せよ」なんてことが書かれています。ここまでくると「こりゃ大変‼」なんてことになってしまうのがよくおわかりかと思います。このような事例の場合、訴訟という最終手段までいってしまいかねず、そうなってしまうと、訴える本人も訴えられる当事者も不幸になりそうなことはお察しの通りです。

● 法制化された現在、その知識を得ておこう

　実現した法制化では、きちんとした防止策をつくり、相談に応じる体制を整え、防止体制の整備と何か起こったときの処置を定めて運用することが求められますから、「こんなパワーハラスメントを受けてます！　止めさせてください！」と言いやすくなります。でも、使用者がパワーハラスメントをしている場合、その対応は独立してきちんと機能するのでしょうか？　使用者は「自らも、優越的言動問題に対する関心と理解を深め、労働者に対する言動に必要な注意を払うように努めなければならない」と法律に規定されましたし、「労働者が前項の相談を行ったこと、または使用者による当該相談への対応に協力した際に事実を述べたことを理由として、当該労働者に対して解雇その他不利益な取り扱いをしてはならない」と規制はしています。しかし、実際の運用が始まって少しずつ修正され、法制備が進んでいくのでしょうね。まだまだ簡単には解決する問題ではなさそうです。

　私たち管理職は、使用者側の人間でありながら労働者との間にいて、パワーハラスメントをしてしまう過ちを起こすかもしれない立場と、間にいるからより上位職から（使用者かも？）パワーハラスメントを受ける立場に、不幸にもなってしまう可能性があります。であればこそ、その法制化をしっかり見据えて、相談に応じる知識と、予防し問題解決する措置をよく理解しておきましょう。それがきっと問題解決への近道となるはずです。

　法律は公布してから1年以内に施行されます（中小企業は猶予処置があり、公布から3年以内に施行されます。それまでは努力義務となるようです）。2019（令和元）年7月19日現在、施行日は発表されていませんが、たぶん猶予は1年（2020〔令和2〕年4月1日施行ではないかともっぱらの予想です）程度ですね。その間に病院はしかるべき体制と措置を構築し、私たちはその内容を知って対応できるように知識を得ておかなければならないようです。

> **今回のまとめ**
> - ついに、使用者に、パワーハラスメントに対する防止策を講じるよう義務化する法律が成立した。
> - パワーハラスメントに対抗するための法律は、今回の労働施策総合推進法、刑法や民法、労働契約法である。
> - 問題解決のための相談窓口は、新法で設けなければならなくなった。どのようなものが院内に用意されていくかはこれからの動きを見ていかないとわからないが、たぶんセクシャルハラスメントと同様のものとなっていくであろう。また、それ以外に外部窓口も活用できる。ここで取り上げた「法テラス」のほか、「労働基準監督署」、厚生労働省が設置している「総合労働相談コーナー」などが活用できる。
>
> パワーハラスメントに対する法整備や政策対応は着実に進んでいます。不幸にもそんな目にあった、もしくはそんな光景を目にしたなら、院内の相談窓口や外部相談窓口の活用と、最終的には訴訟に打って出ることもできるという気持ちで対応しましょう。

問題解決の糸口をつかむためのアドバイス

厚生労働省の「職場のパワーハラスメントについて」のウェブサイトや報告書の中には、「職場のパワーハラスメントを予防・解決するために」という項目があります。報告書の内容を期待して読みましたが、正直、期待外れでした。そこで示されている予防策は、①トップが「パワーハラスメントはなくすべき」というメッセージを職員全員に送る、②パワーハラスメントに対抗するルールを決める、③実態を把握する、④教育する、⑤周知する、です。そして解決策は、①相談や解決の場を設置する、②再発を防止する、です。ありきたりでガッカリしました。今回の法制化でも、当初はこの程度の対策を講じなさいと義務づけるだけでしょう。

そもそもパワーハラスメントではなく指導だと思っている人に、これらは有効でしょうか？　病院のようにまだまだ封建的な指導体制が残っているところで、円卓会議の報告が示すような方法論では、なかなか理解は得られないと考えています。一度"ガツン"と訴えられ、社会的責任を負うほうが理解の促進にはよいのかもしれません（問題発言をしちゃいましたが、そう思うだけの体験をしています）。

これではちっとも解決のためのアドバイスにはなっていませんね。ひとつだけ、この報告の最後に「これぞ予防策・解決策の核心に触れるだろう」と思える言葉が紹介されていますので、ここで引用しておきます。「すべての社員が、家に帰れば自慢の娘であり、息子であり、尊敬されるべきお父さんであり、お母さんだ。そんな人たちを職場のハラスメントなんかでうつに至らしめたり苦しめたりしていいわけがないだろう」。皆がこう思えれば、予防対策はバッチリですよね。じゃあ、こう思ってもらうためには……。やっぱり、ガツンしかないか……。

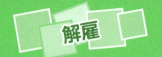

試用期間中なら解雇は可能？

　配属された新人たちの能力伸長を確認していた亜美は、なかなか勤務になじめず能力的にも難しい新人の新谷さんのことが気にかかります。いろいろと手を尽くして指導はしてきましたが、そもそも看護師として働く気持ちが萎えているようです。彼女に看護師の適性を感じられない亜美は、試用期間中なら解雇できるのではと思い、斎藤看護部長に相談に行くのでした。

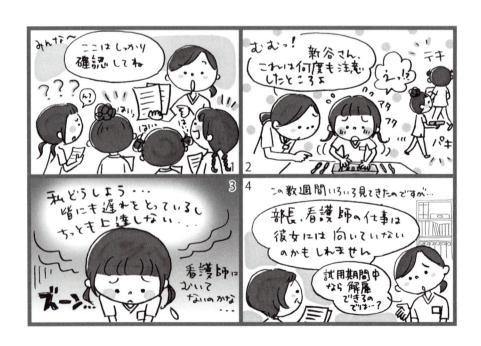

根拠法令・判例等

■判例
・三菱樹脂事件：最高裁1973（昭和48）年12月12日判決
※判旨は「資料編」の221ページに掲載

■労働基準法
・第20条（解雇の予告）
使用者は、労働者を解雇しようとする場合においては、少なくとも30日前にその予告をしなければならない。30日前に予告をしない使用者は、30日分以上の平均賃金を支払わなければならない。ただし、天災事変その他やむを得ない事由のために事業の継続が不可能となった場合、または労働者の責に帰すべき事由に基づいて解雇する場合においては、この限りでない。

・第21条（解雇の予告）
前条の規定は、左の各号の一に該当する労働者については適用しない。ただし（略）第4号に該当する者が14日を超えて引き続き使用されるに至った場合においては、この限りでない。
　4号　試の使用期間中の者

試用期間（見習い期間）とは何か？

　皆さんの病院の労働契約には、試用期間（「見習い期間」などの表記があると思います）の設定がありますか？　まず日本の病院であれば試用期間を設定しているかと思いますが、いかがでしょうか？　毎年4月になると新人（新卒も多数含まれていると思います）が皆さんの病院に入職し、オリエンテーション研修を受け、現場に配属されOJTを受けることでしょう。そのような状況をイメージし、試用期間と解雇という問題を取り上げてみます。

　では、試用期間とは何でしょうか？　この問いに的確に答えられる師長は、合格師長です。これは「この法律のこの部分に記載されている」というものではないため、なかなか理解しづらいのです。

　皆さんの病院の労働契約にも記載されていると思いますが、試用期間とはズバリ「お試しの雇用期間」です。これを「解約権留保付の労働契約」といいます。前述したように、この試用期間中の労働契約については、法律に明記されたものがありません。『根拠法令・判例等』に示している最高裁の判例「三菱樹脂事件」では、「試用期間を付した労働契約を『解約権留保付の労働契約』と認めることができる場合がある」としています。判例は「ある条件が整えば認められる」としていますので、こんなややこしい表現となります。日本の企業では、期限に定めのない労働契約が主ですが、わずかな選考

期間のなかでその人の能力を見極め、間違いのない雇用ができるかといわれれば、それにはどうしてもリスクがあります。そこで雇用後のある一定の期間に、能力が十分であると認められるか認められないかで、その契約（労働契約）を解約できる権利をつけて労働契約を行うのが「解約権留保付の労働契約」です。

試用期間中は自由に解雇できるのか？

　では、この契約であれば、試用期間中は自由に解雇できるのでしょうか？　これも勘のよい師長であれば「そう聞くんだから、そうじゃないでしょう」とおわかりのように、そうではありません。では、どうなのでしょうか？

　本来、試用期間は3〜6カ月が多数を占めますが、そのような短い期間では、十分に採用された人の能力を測れるとは思えません。しかし全くわからないわけでもなく、ある程度その人の能力を測ることはできるかと思います。そのため、この間の解雇は通常の解雇と違って、やや自由度が認められています。しかし、試用期間でもその労働契約は本契約とみなされますので、その解雇は「客観的に合理的な理由が存し、社会通念上相当として是認され得る場合にのみ許される（判例より）」のだそうです。つまり「解雇に値する十分な理由が必要である」ということになります。

　また疑問が生まれてきませんか？　じゃあ、試用期間で解雇してもよい理由って何なの？　ですよね。それは、たとえば雇用の際に虚偽の申告などを行っている場合であったり、勤務成績や勤務態度がたいへん悪い場合であったりといったことがその理由にあたるとされています。

　もうひとつ。労働基準法第21条は、14日以下の「試の使用期間中の者」は解雇予告をしなくとも解雇できる、と読めます。実にそうなのです。前記の合理的理由は必要ですが、これによると予告なしに解雇できてしまいます。

　さらにおまけにもうひとつ。14日以下の「試の使用期間中の者」は解雇予告をしなくとも解雇できると説明しましたが、とすると「14日を超えれば解雇予告が必要なのか？」と思いますよね。その通りなのです。労働基準法第20条には「労働者を解雇するなら少なくとも30日前に予告せよ」と規定してあります。じゃあ、入職から15日目に解雇したいと思うと、その30日前は入職前ということになります。もしくは入職から1カ月経ってやっぱり無理だから解雇しようとすると、1日も勤務せず解雇を通告しなくてはなりません。これでは合理的な理由など、どう考えても出てこないと思います。どうしても15日目や1カ月が終わった時点で解雇したければ、30日分の平均賃金を支払えばできますが、1日違いで大違いなこの法律、ちょっと釈然としませんよね。

> **今回のまとめ**
> - 試用期間（見習い期間など）とは、「解約権留保付の労働契約」のことである。
> - 試用期間中の解雇は、客観的に合理的な理由が存し、社会通念上相当として是認され得る場合にのみ許される。
> - 14日を超えて雇用されていた試用期間中の人には、解雇予告は必要である。
>
> こうみてきますと、十分な理由が必要ではありますが、試用期間中であれば解雇は可能です（言い切っちゃって大丈夫かなぁ）。看護師のように専門的な知識、技能が必要な職種では、比較的簡単に十分な理由を用意できるかもしれません。

問題解決の糸口をつかむためのアドバイス

　新人がなかなか成長せず、いくら教えても技術を習得してくれないとなると、「何とかしてくれ」と叫びたくもなりますよね。今回の説明であれば、「これこれしかじかだから」と合理的な説明ができれば試用期間中に解雇できそうです。

　でも、ちょっと待ってください。皆さんが新人だったときは、すべてうまくできていましたか？　のみこみはよかったのでしょうか？　誰しも新人のときはなかなか思うようにいかないものです。あなたがその新人を看護師には向かないと決めてしまうと、その人の生涯の道筋を変えてしまうことになるかもしれません。自分の道は自分で選べるよう、可能性は部下自身で判断させるように指導してあげてください。

　たくさんの新人を抱えていて「それどころじゃないわ」という気持ちもわかりますが、最後は試用期間後に本採用を行わないという最終兵器がありますから、それを使う前にあなたにできることはしてあげてください。そう、「真の優しさは『情熱を持って厳しく接する』ことだ」と私は思っています。皆さんは、まだまだ最終兵器を使うところまで来ていないのではないでしょうか。

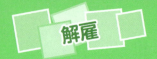

問題のあるスタッフを解雇することは可能？

亜美は、同期の山野師長のところに相談に行きました。彼女は亜美の顔を見るなり「どうしたの？ すごく深刻そうじゃない？」と聞いてきます。亜美は言いづらそうに、「スタッフの山崎さんが、2年目にもなるのに看護師として技術的にも独り立ちできないのよね。いろいろと手を尽くして指導はしてるけど、そもそも急性期病院の忙しさについてこれないのよ。斎藤看護部長に相談したら『本人に話して退職してもらったら』って言うの。これって『クビよ』って言ってることになるわよね。もし訴えられたりしたら嫌だわ。どうすればいいと思う？」と答えました。「う〜ん。一方的にクビにはできないんじゃない？ 辞めたらって言えるのかしら??」と山野師長。2人ともどうすればいいのかわからず、ただ顔を見合わせるだけでした。

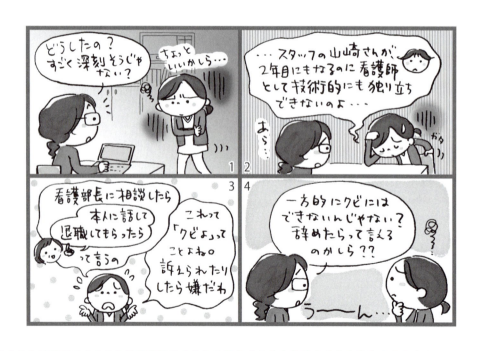

根拠法令・判例等

■労働基準法

・第19条（解雇制限）

使用者は、労働者が業務上負傷し、または疾病にかかり療養のために休業する期間およびその後30日間、ならびに産前産後の女性が第65条の規定によって休業する期間およびその後30日間は、解雇してはならない。（略）

・第20条（解雇の予告）

使用者は、労働者を解雇しようとする場合においては、少なくとも30日前にその予告をしなければならない。30日前に予告をしない使用者は、30日分以上の平均賃金を支払わなければならない。（略）

・第21条（解雇の予告）

前条の規定は、左の各号の一に該当する労働者については適用しない。（略）
※1～4号は省略

■労働契約法

・第15条（懲戒）

使用者が労働者を懲戒することができる場合において、当該懲戒が、当該懲戒にかかる労働者の行為の性質および態様その他の事情に照らして、客観的に合理的な理由を欠き、社会通念上相当であると認められない場合は、その権利を濫用したものとして、当該懲戒は、無効とする。

・第16条（解雇）

解雇は、客観的に合理的な理由を欠き、社会通念上相当であると認められない場合は、その権利を濫用したものとして、無効とする。

■判例

・セガ・エンタープライゼス事件：東京地裁1999（平成11）年10月15日判決
・下関商業高校事件：最高裁1980（昭和55）年7月10日判決
※それぞれの判旨は「資料編」の221～222ページに掲載

■資料

・東京労働局「しっかりマスター労働基準法―解雇編―」
（https://jsite.mhlw.go.jp/tokyo-roudoukyoku/content/contents/000446231.pdf）

ちょっと重い話題になります。別項（192ページ）で、試用期間中の看護師を辞めさせることはできるかという件を説明しています。この項では、試用期間も終わった正職員を辞めさせることができるかというお話です。

このケースのように、もう少し指導すれば一人前になれるかと思って指導を続けてきたものの、どうにもついてこれない部下が出てしまったことは、皆さんの周りでも少なからずあるかと思います。部署の異動を含めて考えても、これ以上どうにもならないと判断せざるを得ない人が出てきたり、ぶっちゃけ、別の道を歩いたほうが本人のためと思うこともあるでしょう。そんなとき、「退職したら？」と言っても問題はないのでしょうか？

● 解雇が可能な場合はあるのか？

通常、世間一般には「クビだ〜っ！」と使用者や上司が言っても、簡単にはクビにできないといわれます。何が根拠でそういわれるのでしょうか？

こういうときにまず調べるのは、そう「労働基準法」でしたね。労働基準法にはどう書かれているのでしょうか？　調べると、第19条の解雇制限、第20条の解雇の予告、第21条の解雇の予告条項を除外される者の3つの条項が該当するようです。第19条には「業務上負傷し、または疾病にかかり療養のために休業する期間およびその後30日間、ならびに産前産後の女性が第65条の規定によって休業する期間およびその後30日間は、解雇してはならない」とあり、第20条には「使用者は、労働者を解雇しようとする場合においては、少なくとも30日前にその予告をしなければならない。30日前に予告をしない使用者は、30日分以上の平均賃金を支払わなければならない」とあります。これらの条項のどこを見ても、解雇できないとも、解雇できる場合はこの場合だけとも書かれていません。「ここで定める場合を除いて、解雇するなら予告してね」と書かれているだけです。これだけ見ると、解雇できそうですね。そうなんです。もともと労働基準法は、解雇できることを前提につくられています。

でも、これではいくらでも解雇できますよね。このままでは労働者を保護できないので、「解雇権の濫用法理」という考えが成立し、長らく裁判では「正当な理由がない限り解雇権を濫用したとして解雇は無効」という判決が出ていました。これらの判例で、事実上、簡単には解雇できないということになっていました。解雇についての判例をインターネットで検索してもらうと、驚くほどたくさんの判例を見ることができます。こういった判例を通じて日本での解雇に関する法的な解釈ができあがってきたのですが、たくさん判例があるということはたくさん裁判になっているということです。そこで、いつまでも「解雇権の濫用法理」だけではだめだろうということになり、しっかりと法整備をしようということで、「解雇」や「懲戒」について労働契約法の中に定めることとなったわけです。

労働契約法の第16条には「解雇は、客観的に合理的な理由を欠き、社会通念上相当であると認められない場合は、その権利を濫用したものとして、無効とする」と、解雇権

濫用法理を法律化し規定しています。現在はこの労働契約法の規定があるため、簡単には「クビだ！」と言えないのです。

　また、「懲戒」についても第15条で、「当該懲戒が、当該懲戒にかかる労働者の行為の性質および態様その他の事情に照らして、客観的に合理的な理由を欠き、社会通念上相当であると認められない場合は、その権利を濫用したものとして、当該懲戒は、無効とする」となっています。これは、もし病院に懲戒解雇が定められていれば、「その職員が行った何か悪いこと、まずいことを探して、懲戒解雇として辞めさせよう」とすることを防ぐ意味があります。悪いことをすれば罰せられるのは当然ですが、それを悪用して辞めさせるために使われないようにしたということです。

● 合理的理由があり、社会通念上相当であるケースとは？

　でもでも、「じゃあ、一度雇用したら辞めさせられないの？」という疑問が浮かびます。逆に考えれば、「客観性のある合理的理由があり、社会通念上相当であると認められるケースなら解雇できる」ということでもありますよね。では、その「客観性のある合理的理由があり、社会通念上相当であると認められるケース」とはどういった場合なのでしょうか？

　東京労働局のパンフレット『しっかりマスター労働基準法―解雇編―』を見ると、解雇には「懲戒解雇」「整理解雇」「普通解雇」の3つがあるようです。通常いわれている解雇できるケースとは以下になります。

①懲戒解雇
　従業員がきわめて悪質な規律違反や非行を行ったときに懲戒処分として行うための解雇です。懲戒解雇を行うためには、就業規則や労働契約書にその要件を具体的に明示しておくことが必要だそうです。

②整理解雇
　会社の経営悪化により、人員整理を行うための解雇です。整理解雇が認められるには、「整理解雇することに客観的な必要があること」「解雇を回避するために最大限の努力を行ったこと」「解雇の対象となる人選の基準、運用が合理的に行われていること」「労使間で十分に協議を行ったこと」のいずれも満たす必要があります。

③普通解雇
　整理解雇、懲戒解雇以外の解雇を普通解雇といいます。これは労働契約の継続が困難な事情があるときに限られます。どういうときかといえば、たとえば「勤務成績が著しく悪く、指導を行っても改善の見込みがない」とか、「健康上の理由で、長期にわたり職場復帰が見込めない」「著しく協調性に欠けるため業務に支障を生じさせ、改善の見込みがない」などをいうそうです。

　普通解雇は、「勤務成績が著しく悪く、指導を行っても改善の見込みがない」などをいうのであれば、今回のケースの場合「いくら指導しても看護師として独り立ちできない」のですから、この普通解雇にあたりそうですが、解雇はできないのでしょうか？

同様の理由で解雇されて裁判となったケース（セガ・エンタープライゼス事件）があります。この裁判では、解雇は「解雇権の濫用」として認められませんでした。どうして認められなかったのかを知ることで、普通解雇を行える場合が見えてきそうです。
　この訴えを起こした従業員は、大学院卒ながら、「業務遂行上、問題を起こして上司に注意されることがあった」「業務に関して顧客から会社に対して苦情がくることがしばしばあった」など、「従業員として平均的な水準に達していなかった」「会社の従業員の中で下位10％未満の考課順位であった」という人です。普通の管理職なら、「こんな役立たずは、どこかへ異動させろ」と言いたくなりますよね。そこで会社は、就業規則に定めのあった「労働能率が劣り、向上の見込みがないとの普通解雇事由を適用して」解雇したというわけです。管理職としては、「当然よね。会社はよく判断してくれた」と思いませんか？　ところが裁判では、会社側の敗訴となりました。なぜでしょうか？
　裁判所は、この従業員にいろいろ問題があって「従業員として平均的な水準に達していなかった」といっても、それが解雇の理由とみなされる「客観的に合理的な理由を欠き、社会通念上相当である」とはいえないとしています。解雇理由としては、「従業員として平均的な水準に達していなかった」ことに加え、「著しく労働能率が劣り、しかも向上の見込みがないときでなければならない」としています。看護師の場合、どの病院でも「看護ラダー」などをもとに一人前の看護師にするための教育を熱心に行っていると思いますが、この判決では「体系的な教育、指導を実施することによって、その労働能率の向上を図る余地もある」かどうかも、向上の見込みのあるなしの判断基準ですよといっています。
　亜美は、「2年目にもなるのに看護師として技術的にも独り立ちできない」と言っていますが、「能力伸長が平均に達していないだけでは解雇理由としては不十分だよね」といわれるようですし、その病院で教育を行っていても「本当に看護師としての能力は改善できないんですね？」といわれます。そもそも看護師の国家試験に受かっているのですから、看護師としての能力不足を証明するなら、「何がどのようにできないのか」「どういった教育、指導をどれだけ行っているが、どうできていないのか」をしっかり記録しておかないと、「解雇理由としては不足です」といわれかねないということです。管理職としては、「本当に十分な指導をしたの？」と自問自答して、その部下の成長？（全く成長していないか？）をしっかり記録しておきましょう。
　こう考えると、解雇はなかなか厳しいといえます。やはり簡単には「クビ！」にはできないということです。

● どうしても解雇できない？　ほかに方法は？

　いろいろ問題が多い人はどこにでもいるかと思います。しかし解雇のハードルがこんなに高いと、手をこまねいているしかないのでしょうか？
　いえいえ、なくはないんです。従来から「肩たたき」「希望退職を募る」という言葉は聞かれているかと思います。これらを総称して「退職勧奨」といいます。退職勧奨を

行うこと自体は、法律違反でも何でもありません。法律を眺めると男女雇用機会均等法の第6条4号に「男女で退職の勧奨の差別をしてはいけない」と規定されているぐらいしか、退職勧奨という言葉は法律には出てこないようです。

　じゃあ、バンバン退職勧奨をすればそのうち根負けして辞めてくれるかもと考えたあなた、それではブラック企業の仲間入りとなります。下関商業高校事件という判例があります。この事件で問題となったのは、退職勧奨の"やり方"です。この事件では、長期間（2～4カ月）にわたり、10回以上（各回短いときで20分、長いときで2時間15分）勧奨したケースが不法行為を構成すると認められました。最高裁判例ですから、しつこくしつこく退職勧奨を繰り返すと違法であると決定したわけです。退職勧奨に応じるか否かはあくまでも労働者の自由意思でなければなりません。ですから、「看護師には向かないんじゃない？　辞めたら？」と言うことは違法ではないですが、相手から「その気はありません。ここで働きます」と言われると、しつこく退職を促すことはできなくなります。さらにその看護師がまた何か問題を起こしてやっぱりあなたが「向かないよね」と思ったときに、再度「看護師には向かないんじゃない？　辞めたら？」と言うことは問題にはならないでしょうが、これで辞めさせてやると繰り返せば違法とみなされます。

　もしも退職勧奨をするのであれば、「やっぱり、私、看護師に向かないのかしら」「やっぱり急性期病院では務まらないのかしら」と本人も納得し、合意退職になるように進めないといけないわけです。

今回のまとめ

- 労働基準法は解雇ができる前提で規定されているが、「解雇権濫用法理」で、実質的には合理的理由があり、社会通念上もそれ以外に方法はないといわれる状況でなければ、解雇は不可能である。
- この解雇権濫用法理を法律化したのが労働契約法第16条であり、「解雇は、客観的に合理的な理由を欠き、社会通念上相当であると認められない場合は、その権利を濫用したものとして、無効とする」と明記されている。
- 解雇できるのは、「懲戒解雇」では就業規則や労働契約書にその要件が具体的に明示されていることが必要である。
- 解雇できるのは、「整理解雇」では「整理解雇することに客観的な必要があること」「解雇を回避するために最大限の努力を行ったこと」「解雇の対象となる人選の基準、運用が合理的に行われていること」「労使間で十分に協議を行ったこと」のすべての条件がそろったときのみである。
- 解雇できるのは、「普通解雇」では労働契約の継続が困難な事情があるときに限られる。
- 退職勧奨を行うことは、違法ではない。
- しつこくしつこく退職勧奨を繰り返すと違法であるとの判例が出ている。

　やはり、きちんとした理由を持って今後の身の振り方を相談する必要があります。本当に部下のキャリア形成にふさわしい道を一緒に考える姿勢を示し、その1つの方法として

退職もあり得ることを伝えるのが、退職勧奨の王道です。共に働いてきた人に「辞めれば」と言うのはつらいことでもありますが、ただ邪魔だから、能力がないから、嫌いだからなんて身勝手な理由で退職勧奨を行うと、あなた自身もつらい目にあうことになりますよ。心して注意しましょう。

問題解決の糸口をつかむためのアドバイス

　合意退職に向かうには、きちんと理由立てをして「あなたに向く道は何なのかを十分話し合う」べきです。最近では、無理して勤務を続けることでメンタルに不調をきたす人も多くおり、それは本人にとっても不幸なことかと思います。この点を十分本人と話し合う必要がありますよね。

　あと、希望退職制度や早期退職制度などがないかもチェックです。これらの制度が整っている場合、退職金に割増がついたり、本人に少しは有利な条件が出る場合があります。もしこれらの制度があれば活用できることをアピールしましょう。これらの制度がない場合でも、人事に掛け合って通常の条件よりいい条件を引き出せないか相談しましょう。本人に少しでも受け入れやすい条件をつくってあげることも必要です。

　最後に、しつこいようですが退職勧奨を受ける受けないは本人の自由です。しつこくくどく行うことは、かえって事態を悪化させますのでしないようにしてください。

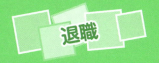

突然の退職にどう対応する？

　亜美のところへ部下の増田さんがやってきました。彼女は中途採用ということもあってか周りのスタッフとうまくやれず、それを理由に退職を申し出ていました。増田さんはいきなり「もう辞めさせていただきます。明日から来ませんので、残りの有給休暇をすべて消化して退職としてください」とまくし立てます。「ちょっと待って。あなたは年度末まであと3カ月間、勤務してくれることになっていたよね。どうしたの？」と亜美がなだめても、増田さんは「我慢できない！」「辞める！」の一点張りです。そこで亜美が「退職の申し出は1カ月前よ」と言うと、「もともと退職予定日の3カ月も前に申し出ていたんですから十分事前だと思います。明日から来ませんのでよろしくお願いします」と言い残して行ってしまいました。

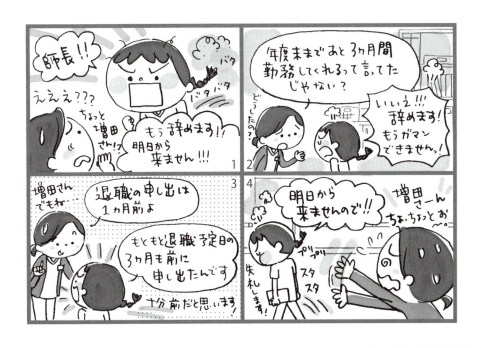

根拠法令・判例等

■民法

・第626条（期間の定めのある雇用の解除）

雇用の期間が5年を超え、または雇用が当事者の一方もしくは第三者の終身の間継続すべきときは、当事者の一方は5年を経過した後、いつでも契約の解除をすることができる。ただしこの期間は、商工業の見習いを目的とする雇用については、10年とする。

2項　前項の規定により契約の解除をしようとするときは、3カ月前にその予告をしなければならない。

・第627条（期間の定めのない雇用の解約の申し入れ）

当事者が雇用の期間を定めなかったときは、各当事者は、いつでも解約の申し入れをすることができる。この場合において、雇用は、解約の申し入れの日から2週間を経過することによって終了する。

2項　期間によって報酬を定めた場合には、解約の申し入れは、次期以後についてすることができる。ただし、その解約の申し入れは、当期の前半にしなければならない。

3項　6カ月以上の期間によって報酬を定めた場合には、前項の解約の申し入れは、3カ月前にしなければならない。

■判例

・高野メリヤス事件：東京地裁1976（昭和51）年10月29日判決

※判旨は「資料編」の222ページに掲載

突然の退職を法的に止めることは可能か？

　これは、もともと退職予定だった人が何らかの事情で勝手に早く辞めてしまうケースです。こうなってしまったらいくら説得してもなかなか撤回してくれないというのは、皆さんも経験的におわかりのことと思います。でも辞められてしまったら、せっかくやりくりした勤務表も水の泡ですよね。なかにはいきなり来なくなったり、連絡が取れなくなるケースもありますね。こうなるとまさに勤務表は無茶苦茶になり、管理職としては頭の痛いこと、このうえないと思います。

　こうならないように、たぶん各病院では就業規則などに「退職の申し出は1カ月前までに行うこと」などの規定を設けているはずです。就業規則はその病院の憲法ですから、もしそう規定されていれば職員は就業規則を守らなくてはいけないことは言うまでもありません。しかし、辞める人間にとってそんなことはお構いなしです。いくら決まりだといっても辞めれば関係ないわけですから。

そこでなんとか突然の退職を防ぐ手立てはないかと、苦労を重ねるわけです。そして法律で何か規定があれば、場合によっては罰を与えることもでき、またそれが突発的な退職の抑止効果を生むのではと期待したいわけです。

労働基準法に示されていることは？

では、希望の星はあるのでしょうか？　まずは労働者の味方、労働基準法を眺めてみましょう。皆さん、何か役立ちそうな条文を見つけましたか？

実は労働基準法には、使用者に対し従業員を解雇することを制限している部分はありますが（よーく見ていただければわかりますが、解雇する手順が労働基準法には定められています。ということは、手順を守れば解雇できる？ということですよね。実はこれも別の法律で制限を受けていて、なかなかそううまくはいきません。閑話休題）、従業員側に勝手に辞めるなと規定してある部分は見当たりません。万事休す!?

いえ、救世主？はいます？（この2つのハテナマークはあとで種明かしをします）。労働基準法には見当たりませんが、なんと民法にその規定があるのです。民法第627条がそれにあたります。「従業員はいつでも退職の申し入れができ、申し入れを行ってから2週間で終了する」となっています。これは、雇用期間に定めのない雇用契約の場合です。

ちなみに雇用期間に定めのある人は、民法第626条に「期間の定めのある雇用契約は、5年を過ぎれば3カ月前に予告することで自由に雇用契約を解約できる」とあります。また、期間の定めはないものの完全月給制や完全年俸制の人は、第627条の第2項と第3項に「期間によって報酬を定めた場合、契約期間の前半に申し出ることで次期契約を解約でき、また6カ月以上の期間を定めた報酬の契約の場合は、3カ月前までに申し入れると雇用契約を解約できる」と規定されています。

ほとんどの正職員は雇用期間に定めのない雇用契約でしょうから、この事例の答えとしては、2週間は退職できないとなります。「ええっ！　たったの2週間！」。そうなんです。たったの2週間なんです。しかし2週間は退職できないと法律で定められていますので、この期間が長いか短いかは使い方だと思います。なので先ほど「？」を2つけたわけです。

就業規則は病院の憲法なのだから、民法の規定より就業規則の規定が勝るのではと思われたあなた！　残念ながらそうはいきません。一病院が定めた規定より法律が優先されるのは当たり前なのです。これには判例があります。「高野メリヤス事件」がそうです。これは、使用者のために雇用契約の解約期間を延長できないという判決です。つまり、病院の就業規則では1カ月といっていても、法律で決まっている2週間を1カ月にはできないわけです。

今回のまとめ

- 労働基準法には、労働者からの退職を規定する決まりはない。
- 民法第627条に、期間の定めのない雇用契約の解約はいつでも申し出でき、2週間で成立することが規定されている。
- 民法第627条の第2項、第3項に、期間の定めのない雇用契約で期間によって報酬を定めた場合、契約期間の前半に申し出ることで次期契約を解約でき、また6カ月以上の期間を定めた報酬の契約の場合は、3カ月前までに申し入れると雇用契約を解約できると規定されている。
- 民法第626条に、期間の定めのある雇用契約は、5年を過ぎれば3カ月前に予告することで自由に雇用契約を解約できると規定されている。

　解説を読んで、皆さんの中に疑問が生まれたのではないでしょうか？　「民法に2週間で労働契約は解約できるとあるのなら、就業規則に1カ月などと定めても無意味なんじゃない???」と、当然思ったのではないでしょうか。

　実は、労働基準法は強制法規なので、労働基準法に規定されているものに反する規定は無効となります。一方、民法に定めている事項は、「基本的に当事者同士が話し合って合意を形成してね。でもどうしても合意形成できないときは、この法律に定めている基準で決定してね」というものなんです。ですから就業規則に民法の規定より厳しい基準を設けていても一向に構いません。ただ合意できないと、民法で定めた基準になります。

問題解決の糸口をつかむためのアドバイス

　部下から「辞める」と言われれば、法的には申し出られて2週間経てば問題なく退職になります。これは揺るがせない決まりですのでしかたありません。そうであれば、考え方を変えましょう。つまり、部下が「辞める」と言って明日から来なければ、明日からどうしようもなくなるわけですよね。なので「明日から2週間は来てくれれば上出来」と思って説得しましょう。

　「就業規則はこう決まっているけれど、辞めたいという気持ちはわかったわ。でも法律では2週間は辞められないと決まっているのよ。だからこうしましょう。2週間後に退職ということでどうかしら」と説得します。さらに「急に明日というのは、何があったの？」「どうしてそうしようと思ったの？」と聞くべきです。そう思った理由があるはずだからです。ここを聞き出さないと、いくら法律で2週間と決まっていると言っても、部下は明日から来なくなるでしょう。

　当然、聞いたからといってすべてを解決できるわけではありませんが、そう聞かれれば少しは部下の気持ちも動くかもしれません。法律の規定をよりどころにして、相手の気持ちをおもんぱかって解決策を一緒に考える。この行動が「すぐ辞めてやる」と言っている部下の気持ちを落ち着かせて、妥協できる範囲で解決、つまり退職日を設定することができると思います。

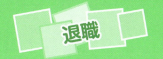

身勝手な退職を罰することは可能？

　「明日から来ません」「辞めます！」と一方的に言ってきた増田さん。亜美はそんな増田さんをなんとか落ち着かせ、どうして急にそうなったのかを聞き出せたので、ではどうすれば解決でき、当初の約束通り年度末まで勤務できるかを相談することにしました。亜美は「どうすれば最後まで勤められるかを考えましょう」と切り出しました。すると増田さんは「年度末賞与はほしいので、年度末賞与が出る日までは残ることにします。ただ、残っている有給休暇はそれまでの間に好きに取らせてもらいます」と言います。一生懸命、親身になって解決しようとしていたのに、増田さんの一方的な態度に亜美はだんだんと怒りがわいてきました。「辞めることを理由に、賞与を与えなくてもいいようにならないかしら」と腹を立てる亜美でした。

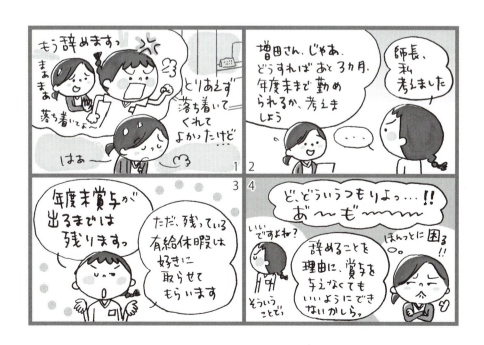

根拠法令・判例等

■**民法**

・第628条（やむを得ない事由による雇用の解除）
当事者が雇用の期間を定めた場合であっても、やむを得ない事由があるときは、各当事者は、直ちに契約の解除をすることができる。この場合において、その事由が当事者の一方の過失によって生じたものであるときは、相手方に対して損害賠償の責任を負う。

■**判例**

・ケイズインターナショナル事件：東京地裁1992（平成4）年9月30日判決
・ジャレコ事件：東京地裁1997（平成9）年6月20日判決
※それぞれの判旨は「資料編」の222ページに掲載

　辞めるにあたってせめて賞与はもらいたいと、退職する時期を賞与の支給要件を満たす時期にするのはよくある話ですよね。そしてもらうものをもらったらさっさと辞めようというのは、普通の人の人情でしょう。「使命感とかないの!?」と言いたくなりますが、今の人ではなかなか期待できないかもしれません。そうなると管理職としては、なんとかこの身勝手さを懲らしめてやれないかと思うのも普通ですよね。しかし落ち着いて考えれば、法治国家では私情で報復など許されるはずはないと気づきます。では最低限、部下の身勝手さを防ぐ合法的な手立てはあるのでしょうか？　考えてみましょう。

せめて賞与を支払わずに退職させる手はあるか？

　皆さん、ちょっと期待されましたか？　勝手を言う部下にギャフンと言わせるいい手立てがあるのかな？と。何か手段はないかとインターネットであれこれ検索した人もたくさんいると思います。

　実は……、「あまりよい手はありません。残念でした。これでおしまい」では叱られますね。では、どうしてあまりないのでしょうか？　それは、労働法は労働者を守ることを主旨につくられているからです。労働者を守るようにつくられていますので、労働者に不利になるような、たとえば勝手に辞めたら大きなペナルティがあるようにはつくられてはいません（大胆に言い切っちゃいましたが）。正確には全くないわけではないのですが、あまりいい手ではなく言いにくいので言わないでおきましょう。あっ！言っておきますが、解雇ではないですよ。こんな場合、感情的に「クビにしてやる」なんて思うでしょうが、解雇にあたり合理的な理由がない限り、解雇権を濫用すると裁判でほぼ負けてしまいます。それに解雇の手続きはたいへん面倒です。癪に触って取った行為がすごく手間で、かつ裁判となったら相手に有利では、それを行う必然性がありません

よね。「じゃあ別の方法があるなら、どうしても聞きたい」ですか？　この本を買っていただいたので、特別に教えちゃいましょう。ただし本当に期待しないでください。民法第628条に「やむを得ない事由による雇用の解除」という条文があります。やむを得ないときには直ちに契約の解除ができるという規定ですが、その理由が一方の過失によって生じた場合、相手に損害賠償をしなくてはならないと定められています。「なんだ。こんないい条文があるじゃない」と早合点しないでください。確かに、勝手な理由で一方的に退職し、明日から出て来なくなるようなケースだといろいろと迷惑をこうむります。たとえば別の人に時間外労働をしてもらったり、次の人を急ぎ探して雇用したりと、損害賠償をしてもらってもいいだけの面倒をかけさせられますよね。そこで相手に損害賠償を請求してギャフンと言わせてやろうと思うでしょうが、なかなかことはそう簡単にはいきません。

　雇用している職員が退職する恐れというのは多かれ少なかれ存在します。また使用者は、採用したからには長く勤めてほしいと思っていますが、一方で辞めるんじゃないかといつも予想もしていて、いろいろと手を打つわけです（たとえば退職金を規定していたり、福利厚生制度を充実させたりです）。つまり使用者は、通常の経営リスクとして職員の退職を念頭に入れて経営を行っていることになります。だから職員が急に辞めても、「それは想定内でしょう」と言われ、損害賠償の対象とはならないケースが多いわけです。また、何か大きな遺失利益があって、それは退職した職員が理由だと思っても、その因果関係を立証することはなかなか困難です。さらに（まだあるか！ですよね）、損害賠償は退職を表明してから民法で規定されている２週間後に退職が成立するまでの実質的な損害が中心となるので、たいていは賠償額が小さくなります。つまり損害賠償を求めても、相手が応じるかどうかわからず、裁判しても勝てるかどうかわからず、勝てても損害賠償額はさほどでもない。となると、費用と時間と手間をかけて損害賠償を請求する意味があるのか？と思っちゃいますよね。

　しかし近年では、突然の退職で実質的な損害賠償を認めた判例も出てきています。ケイズインターナショナル事件がそうです。これは損害賠償そのものを直接認めたわけではありませんが、会社が退職した本人と交渉した結果、本人が賠償するとした念書を交わしたにもかかわらず支払わなかったことに対し、賠償を命じた判決です。このように損害賠償を認めたケースが出てきたのは、いきなり退職するモラルの低い人たちが増えてきたことへの警鐘かもしれません。

退職願と退職届はどう違う？

　ここでおまけの時間です。皆さんは、退職願と退職届の違いをご存知ですか？と聞けば「違いはあるんでしょう？　どう違うの？」と期待した人へ、面白い情報をお教えしましょう。

　退職願とは、労働契約の合意解約の申し入れと解釈されます。つまり退職を本人と使用者の間で合意したうえで、退職の申し入れを行ったということです。職員から行えば退職願、使用者側から行えば退職勧奨となるそうです。ポイントは、使用者側が同意す

るか民法で規定されている2週間経つかで、晴れて合意解約がなされるということです。
　一方、退職届とは、労働者が一方的に退職を使用者側に通告する行為という意味だそうです。ポイントは、この意思表示の届け出が出された日をもって、退職の効力は発揮するとされていることです（「ジャレコ事件」より）。
　この違いがあるために、退職願は合意前であれば撤回でき、退職届は取り消し不可能となっています。もし部下が退職届を提出したら、合意承諾のあるなしにかかわらずその効力は発揮され、辞めたい日をもって退職できることとなり、それは取り消せません。つまり一度この日に辞めると言って退職届を出したらそれは撤回できないので、その後に退職日を変えてほしいと部下が言ってきても、使用者は「一度出したら取り消せないから、それは無理」と言えます。何か役立ちそうでしょう？

今回のまとめ

- やむを得ない事由があるときは、直ちに雇用契約を解除できる。
- その退職で被害をこうむった場合は損害賠償を請求できる。
- とはいえ損害賠償の請求は実際には非現実的である。
- 近年、損害賠償を認める判例も出始めている。これは身勝手な労働者への警告かもしれない。
- 退職願は労働契約の合意解約の申し出行為で、相手が合意するか2週間経過するかで効力を発揮する。相手の承諾が出るまでであれば撤回することができる。
- 退職届は労働契約解除の一方的な通告である。通告した日に効力を発揮し、取り消すことはできない。

　こうまとめると、退職という行為は双方にとってなかなかにつらいものですよね。どうあっても円満退職が幸せということでしょうか？

問題解決の糸口をつかむためのアドバイス

　急に「退職する」と言ってきたり、「退職します」と出てこない部下がいると、「大変だ」と思うとともに、腹立たしいとも思うでしょう。ちゃんとルールを決めているのにそれを無視して身勝手な行為を行う部下に、「世の中そんなに甘くねぇ！」と言ってやりたいですよね。思い知らせてやりたいですよね。
　しかしご説明したように、損害賠償を請求してもほとんど回収できる見込みはありません（過去の判例はそうだったというだけですから、フロンティアになるんだという人は、あえてチャレンジするなら止めませんが）。ですから、ここはやはり考え方を変えるのが得策だと思います。「こんな部下が残っているとあとあと問題を起こすので、先に辞めてくれてよかった」とか、「いい加減、面倒を起こしてくれたのでこれ以上は関わらない。好きにして！」と、前を向いて進んでいくなどなど。看護の仕事はただでさえ大変なんですから、何ら生産性の上がらない事案はとっとと忘れて、患者さんに向き合うことを優先しましょう。

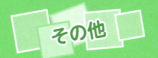

患者さんの個人情報をどう守る？

　亜美は仕事が一段落ついたので「今のうちに食事に行こう」と思い、エレベータに乗り食堂へ向かいました。途中の階から若い看護師が数人乗りこんできて、「ねえねえ！　今、歌手の○○が救急に来てるらしいわよ。私、見に行こ‼」「私も見に行く！」「私も！」と大騒ぎです。亜美は驚いて「ちょっとあなたたち！　そんなことを公共の場で大声で言っては問題です。やめなさい」と注意しました。しかし彼女たちは悪びれず「だって、歌手って名前を売ってなんぼのものですよね？　問題ないと思いますけど？」と言い返します。亜美は「患者さんの情報は秘密にするのが当たり前でしょう。そんなことは学校で習っているでしょ！」と返しましたが、彼女たちは納得がいかない顔をしています。

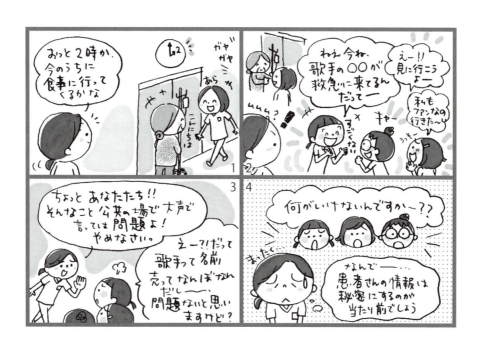

根拠法令・判例等

■刑法
・第134条（秘密漏示）

医師、薬剤師、医薬品販売業者、助産師、弁護士、弁護人、公証人またはこれらの職にあった者が、正当な理由がないのに、その業務上取り扱ったことについて知り得た人の秘密を漏らしたときは、6カ月以下の懲役または10万円以下の罰金に処する。

■保健師助産師看護師法
・第42条の2

保健師、看護師または准看護師は、正当な理由がなく、その業務上知り得た人の秘密を漏らしてはならない。保健師、看護師または准看護師でなくなった後においても、同様とする。

■個人情報保護法
・第2条（定義）
・第15条（利用目的の特定）
・第16条（利用目的による制限）
・第16条3項（利用目的による制限）
・第17条（適正な取得）
・第18条（取得に際しての利用目的の通知など）
・第20条（安全管理措置）
・第21条（従業者の監督）
・第23条（第三者提供の制限）　　※それぞれの条文は「資料編」219ページに掲載

■資料
・厚生労働省（2017〔平成29〕年4月14日）「医療・介護関係事業者における個人情報の適切な取扱いのためのガイダンス」
（https://www.yurokyo.or.jp/kakodata/member/sec/provision_info/pdf/20180214_01_03.pdf）

この事例のような話でなくても、廊下を歩きながら、あるいはエレベータの中などで、患者さんの様子を話すことはよくあるのではないでしょうか？　これらはどこまで許されているのでしょうか？　インターネットなどで調べてみたところ、ちょうどよい資料が見つかりました。『医療・介護関係事業者における個人情報の適切な取扱いのためのガイダンス』です。この資料に沿って（何せ73ページもある長大な資料ですので、最後まで読むのも大変でした）、私が勉強した内容をお知らせします。

個人情報取り扱いの思わぬあれこれ

　その前にまず、皆さんは個人情報保護といわれると、どの法律を思い浮かべますか？
　ほとんどの人が「個人情報保護法（個人情報の保護に関する法律）」を思い浮かべると思います。それほどこの法律が行き渡っている？証かと思います。しかし、その中身は十分理解されているでしょうか？　たとえば個人情報保護法が対象としているのは、「生存する個人に関する情報」だけであって、亡くなった人は対象外であるなんてことが法律に規定されています（第2条）。ご存知でしたでしょうか？　意外と知らない個人情報保護法、というのが実情ではないかと思います。
　では次に、刑法第134条をご存じでしょうか。「医師、薬剤師、医薬品販売業者、助産師、弁護士、弁護人、公証人またはこれらの職にあった者が、正当な理由がないのに、その業務上取り扱ったことについて知り得た人の秘密を漏らしたときは、6カ月以下の懲役または10万円以下の罰金に処する」が条文です。なんとこの条文では、助産師は対象となっていますが看護師は入っていません。しかし看護師の皆さんに対しては、保健師助産師看護師法第42条の2に「保健師、看護師または准看護師は、正当な理由がなく、その業務上知り得た人の秘密を漏らしてはならない。保健師、看護師または准看護師でなくなった後においても、同様とする」とあり、罰則は刑法と同じになります（これは当然、ご存知ですよね）。
　つまり、個人情報保護法を待つまでもなく、皆さんには守秘義務が課せられているわけですから、この事例の場合も、罰せられる可能性があるということです。

個人情報保護法で知っておきたいこと

　ではここから、前出したガイダンスによる個人情報保護法の勉強の成果をかいつまんでお知らせしましょう（なお、これから出てくる法律はすべて「個人情報保護法」のことです）。
　まず、法律が規定している個人情報とは、先にも書いた通り「生存する個人に関する情報」で、「その情報に含まれる氏名、生年月日、その他の記述などにより特定の個人を識別することができるもの」であることがわかりました（第2条）。とにかく個人を特定できる情報であればすべて個人情報といえ、評価情報や公刊物などで公にされている情報や、映像や音声による情報も含まれるということです。そうであるならこの事例の歌手は、公になっている歌手名もその姿や声も個人情報であるといえます。なお、死亡した後でも医療関係者がその人の情報を保持している場合は、個人情報と同等の安全管理処置をするようにとガイダンスで定められています。
　次にわかったことは、個人情報は何に使うか（利用目的というそうです）を特定しなければならないということです（第15条）。つまり、病院に来た患者さんから得る個人情報を治療のために使用することは、基本的に本人は同意していると見なされますが、その利用目的以外に本人の同意を得ずに個人情報を使用することはできないということ

です（第16条）。たとえば診療報酬請求のためにこの歌手の個人名や保険番号などを第三者（保険者）に提供することは問題ないのですが、サインをもらおうとその個人情報を使用することは、同意を得ない限りできないことになります。

　ただしこれには例外があり、「法令に基づく場合」（捜査などの場合）、「生命、身体、財産の保護のために必要がある場合」（意識不明の患者さんの身元を照会する場合など）、「公衆衛生の向上、または児童の健全な育成推進の場合で、本人の同意が得られない場合」（児童虐待の恐れがある場合に関係機関との情報交換など）などでは、その個人情報を取り扱えるそうです（第16条3項）。

　そしてその利用目的は、公表されていなければ速やかにその本人に利用目的を通知するか公表しなければならないそうです（第18条）。よく、個人情報ポリシーや規定を病院のウェブサイトや院内掲示などで公表しているのはこのためです。たぶん皆さんの病院でも、ウェブサイトや院内の待合室などに掲げていると思います。そしてその中身も「治療に必要な事項を治療のために使いますよ」と謳っていると思います。これをしておかないと、1人ずつ説明して回らないといけなくなりますから、「そんなことできないわ」となりますよね。

　次に、これは当たり前ですが、「偽りその他、不正の手段により個人情報を取得してはならない」とあります（第17条）。盗み聞きはまさに不正ですから、盗み聞きした情報は不正取得となります。

　そして病院は、「個人データの漏えい、滅失またはき損の防止、その他の個人データの安全管理のために必要かつ適切な処置を講じなければならない」（第20条）と決められています。また、「その職員に対する必要かつ適切な監督を行わなければならない」（第21条）となっています。どのようなことをすればよいのかは、ガイダンスに以下の通り示されています。

①個人情報保護に関する規定の整備と公表を行う
②個人情報保護推進のための組織体制などの整備を行う
③個人情報の漏えいなど、問題が発生したときの報告連絡体制を整備する
④雇用契約や就業規則に個人情報保護に関する規定を整備する
⑤教育研修を実施する
⑥個人データの盗難などを防ぐ物理的安全管理措置を行う
⑦個人データの盗難や紛失防止のため、アクセス制限などの技術的安全管理措置を行う
⑧個人データは劣化を防止し、いつでも検索可能な状態に保存しておく
⑨個人データを破棄する際は復元不可能なかたちにして破棄する

　以上が、病院に求められていることです。管理職の皆さんも当然それを推進する立場にありますから、皆さんの病院内で取り決められていることがどれにあたるのかをしっかり知っておきましょう。

　最後になりますが、法令には「あらかじめ本人の同意を得ないで、個人データを第三者に提供してはならない」（第23条）とあります。ここでもおわかりのように「ちょっと聞いて。歌手の○○が救急に来てるの」と同僚に伝えることは、その本人に同意を

取っていない限り問題となります。ただし、ここでも第16条3項とまったく同じ例外が設定されています。とくに医療人が知っておきたいのは、患者さんへの医療の提供に必要であり、かつ個人情報の利用目的を院内掲示などで公表している場合は、第三者への情報提供に対して、本人から黙示の同意を得ていると考えられるということです。具体的には、医療提供目的でほかの医療機関と連携を図ったり、外部の医師などの意見・助言を求めたり、他院からの紹介に応じたり、家族などへ病状の説明をしたりなどです。これらは条件が満たされている限り、同意を得ているものとして扱うことができます。

今回のまとめ

- 医療人の守秘義務は、個人情報保護法における規制だけでなく、もともと刑法や保健師助産師看護師法などで規制されている。
- 守るべき個人情報は、個人を特定できる情報が含まれているものすべてである。
- 基本的に、本人の同意なくして個人情報を目的外で利用することも、第三者へ提供することもできないものと解するほうが安全である。

このようにまとめますと、過剰に個人情報保護を謳ってしまうことにもなりかねません。そこで、次の『問題解決の糸口をつかむためのアドバイス』をご覧ください。

問題解決の糸口をつかむためのアドバイス

過剰に個人情報保護を気にして「あれもダメ」「これもダメ」とならないためには、個人情報の利用目的の例外規定（第16条3項）と第三者提供の例外規定（第23条）をしっかりと理解しておくことだと思います。ともに①「法令に基づく場合」、②「生命、身体、財産の保護のために必要がある場合」、③「公衆衛生の向上または児童の健全な育成推進の場合で本人の同意が得られない場合」、④「国などが法令の定める事務を遂行する際に本人の同意を得ることで事務の遂行に支障がある場合」（これは本文では省きましたが）です。このうち、医療人にとくに関係しそうなのは②と③でしょう。②は、意識不明で身元不明な患者さんが誰なのかという問い合わせをしたり、この人ではないかという紹介に答えたり、意識不明の患者さんの病状を家族などに説明したり、大規模災害時に家族などからの問い合わせに迅速に対応するためなどをいうそうです。③は、法令に基づく地域がん登録事業による情報提供や、児童虐待事例について関係機関への情報提供や、医療安全の向上のため院内で発生した医療事故などに関する国などへの情報提供の場合などをいうようです。それぞれこれらの事例に準拠するものは個人情報保護の例外として取り扱われますので、本人や家族、行政などに情報提供するなどの対応をとっても、法律違反にはなりません。師長の皆さんはこれらのことをしっかり理解して判断し、部下へ指示してあげてください。

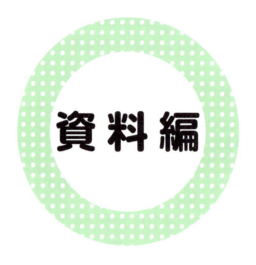

資料編

事例編で取り上げた
根拠法令・判例等

- 事例編で取り上げた判例の判旨と、スペースの都合で省略した法律の条文を掲載しています。掲載ページとあわせてご覧ください。
- 法律の条文などの用字については、読みやすいように適宜書き換えています。
- 判例の判旨は、裁判所ウェブサイト「裁判例情報」(http://www.courts.go.jp/app/hanrei_jp/search1) で見ることができます。同サイトに掲載のない判例は、公益社団法人全国労働基準関係団体連合会ウェブサイトの「判例検索」(http://www.zenkiren.com/jinji/top.html) や独立行政法人労働政策研究・研修機構ウェブサイトの「雇用関係紛争判例集」(https://www.jil.go.jp/hanrei/index.html) などを参考にしています。

| | 掲載ページ |

■労働基準法

- **第32条の4（労働時間）** 使用者は、当該事業場に、労働者の過半数で組織する労働組合がある場合においてはその労働組合、労働者の過半数で組織する労働組合がない場合においては労働者の過半数を代表する者との書面による協定により、次に掲げる事項を定めたときは、第32条の規定にかかわらず、その協定で第2号の対象期間として定められた期間を平均し1週間当たりの労働時間が40時間を超えない範囲内において、当該協定（略）で定めるところにより、特定された週において同条第1項の労働時間または特定された日において同条第2項の労働時間を超えて、労働させることができる。

  1号 この条の規定による労働時間により労働させることができることとされる労働者の範囲

  2号 対象期間（その期間を平均し1週間当たりの労働時間が40時間を超えない範囲内において労働させる期間をいい、1カ月を超え1年以内の期間に限るものとする。以下この条および次条において同じ）

  3号 特定期間（対象期間中のとくに業務が繁忙な期間をいう。第3項において同じ）

  4号 対象期間における労働日および当該労働日ごとの労働時間（対象期間を1カ月以上の期間ごとに区分することとした場合においては、当該区分による各期間のうち当該対象期間の初日の属する期間〔略〕における労働日および当該労働日ごとの労働時間、ならびに当該最初の期間を除く各期間における労働日数および総労働時間）

  5号 その他厚生労働省令で定める事項 ································ 56、81

■育児・介護休業法（育児休業、介護休業等育児又は家族介護を行う労働者の福祉に関する法律）

- **第9条の2（同一の子について配偶者が育児休業をする場合の特例）** 労働者の養育する子について、当該労働者の配偶者が当該子の1歳到達日以前のいずれかの日において、当該子を養育するために育児休業をしている場合における第2章から第5章まで、第24条第1項および第12章の規定の適用については、第5条第1項中「1歳に満たない子」とあるのは「1歳に満たない子（第9条の2第1項の規定により読み替えて適用するこの項の規定により育児休業をする場合にあっては、1歳2カ月に満たない子）」（以下、読み替え略）とするほか、必要な技術的読み替えは、厚生労働省令で定める。 ································ 154

- **第16条の2（子の看護休暇の申し出）** 小学校就学の始期に達するまでの子を養育する労働者は、その事業主に申し出ることにより、1の年度において5労働日（その養育する小学校就学の始期に達するまでの子が2人以上の場合にあっては、10労働日）を限度として、負傷し、もしくは疾病にかかった当該子の世話または疾病の予防を図るために必要なものとして、厚生労働省令で定める当該子の世話を行うための休暇（略）を取得することができる。 ································ 154

- **第16条の3（子の看護休暇の申し出があった場合における事業主の義務など）** 事業主は、労働者からの前条第1項の規定による申し出があったときは、当該申し出を拒むことができない。 ································ 154

- **第17条（時間外労働の制限）** 事業主は、労働基準法第36条第1項の規定により同項に規定する労働時間（以下この条において単に「労働時間」という）を延長することができる場合において、小学校就学の始期に達するまでの子を養育する労働者であって次の各号のいずれにも該当しないものが当該子を養育するために請求したときは、制限時間（1月について24時間、1年について150時間をいう。次項および第18条の2において同じ）を超えて労働時間を延長してはならない。ただし、事業の正常な運営を妨げる場合は、この限りでない。

  1号 当該事業主に引き続き雇用された期間が一年に満たない労働者

  2号 前号に掲げるもののほか、当該請求をできないこととすることについて合理的な理由があると認められる労働者として厚生労働省令で定めるもの ································ 154

■労働契約法

- **第19条（有期労働契約の更新など）** 有期労働契約であって次の各号のいずれかに該当するものの契約期間が満了する日までの間に労働者が当該有期労働契約の更新の申し込みをした場合または当該契約期間の満了後遅滞なく有期労働契約の締結の申し込みをした場合であって、使用者が当該申し込みを拒絶

することが、客観的に合理的な理由を欠き、社会通念上相当であると認められないときは、使用者は、従前の有期労働契約の内容である労働条件と同一の労働条件で当該申し込みを承諾したものとみなす。
- 1号　当該有期労働契約が過去に反復して更新されたことがあるものであって、その契約期間の満了時に当該有期労働契約を更新しないことにより当該有期労働契約を終了させることが、期間の定めのない労働契約を締結している労働者に解雇の意思表示をすることにより当該期間の定めのない労働契約を終了させることと社会通念上同視できると認められること。
- 2号　当該労働者において当該有期労働契約の契約期間の満了時に当該有期労働契約が更新されるものと期待することについて合理的な理由があるものであると認められること。……42

■女性労働基準規則
・第2条（危険有害業務の就業制限の範囲など）　法第64条の3第1項の規定により妊娠中の女性を就かせてはならない業務は、次の通りとする。
1. 次の表の上欄に掲げる年齢の区分に応じ、それぞれ同表の下欄に掲げる重量以上の重量物を取り扱う業務（表は略）
2. ボイラー（労働安全衛生法施行令（昭和47年政令第318号。第18号において「安衛令」という）第1条第3号に規定するボイラーをいう。次号において同じ）の取り扱いの業務
3. ボイラーの溶接の業務
4. つり上げ荷重が5トン以上のクレーンもしくはデリックまたは制限荷重が5トン以上の揚貨装置の運転の業務
5. 運転中の原動機または原動機から中間軸までの動力伝導装置の掃除、給油、検査、修理またはベルトの掛け換えの業務
6. クレーン、デリックまたは揚貨装置の玉掛けの業務（2人以上の者によって行う玉掛けの業務における補助作業の業務を除く）
7. 動力により駆動される土木建築用機械または船舶荷扱用機械の運転の業務
8. 直径が25センチメートル以上の丸のこ盤（横切用丸のこ盤および自動送り装置を有する丸のこ盤を除く）またはのこ車の直径が75センチメートル以上の帯のこ盤（自動送り装置を有する帯のこ盤を除く）に木材を送給する業務
9. 操車場の構内における軌道車両の入れ換え、連結または解放の業務
10. 蒸気または圧縮空気により駆動されるプレス機械または鍛造機械を用いて行う金属加工の業務
11. 動力により駆動されるプレス機械、シヤーなどを用いて行う厚さが8ミリメートル以上の鋼板加工の業務
12. 岩石または鉱物の破砕機または粉砕機に材料を送給する業務
13. 土砂が崩壊するおそれのある場所または深さが5メートル以上の地穴における業務
14. 高さが5メートル以上の場所で、墜落により労働者が危害を受けるおそれのあるところにおける業務
15. 足場の組み立て、解体または変更の業務（地上または床上における補助作業の業務を除く）
16. 胸高直径が35センチメートル以上の立木の伐採の業務
17. 機械集材装置、運材索道などを用いて行う木材の搬出の業務
18. 次の各号に掲げる有害物を発散する場所の区分に応じ、それぞれ当該場所において行われる当該各号に定める業務（以下、イ～ハまで略）
19. 多量の高熱物体を取り扱う業務
20. 著しく暑熱な場所における業務
21. 多量の低温物体を取り扱う業務
22. 著しく寒冷な場所における業務
23. 異常気圧下における業務
24. さく岩機、鋲打機など身体に著しい振動を与える機械器具を用いて行う業務……139

■個人情報保護法（個人情報の保護に関する法律）

- **第2条（定義）** この法律において「個人情報」とは、生存する個人に関する情報であって、次の各号のいずれかに該当するものをいう。

    1号　当該情報に含まれる氏名、生年月日その他の記述等（文書、図画もしくは電磁的記録〔電磁的方式【電子的方式、磁気的方式その他、人の知覚によっては認識することができない方式をいう。次項第2号において同じ】で作られる記録をいう。第18条第2項において同じ〕に記載され、もしくは記録され、または音声、動作その他の方法を用いて表された一切の事項〔個人識別符号を除く〕をいう。以下同じ）により特定の個人を識別することができるもの（他の情報と容易に照合することができ、それにより特定の個人を識別することができることとなるものを含む）

    2号　個人識別符号が含まれるもの

- **第15条（利用目的の特定）** 個人情報取扱事業者は、個人情報を取り扱うにあたっては、その利用の目的（以下「利用目的」という）をできる限り特定しなければならない。

- **第16条（利用目的による制限）** 個人情報取扱事業者は、あらかじめ本人の同意を得ないで、前条の規定により特定された利用目的の達成に必要な範囲を超えて、個人情報を取り扱ってはならない。

    3項　前二項の規定は、次に掲げる場合については、適用しない。

    1号　法令に基づく場合

    2号　人の生命、身体または財産の保護のために必要がある場合であって、本人の同意を得ることが困難であるとき

    3号　公衆衛生の向上または児童の健全な育成の推進のためにとくに必要がある場合であって、本人の同意を得ることが困難であるとき

    4号　国の機関もしくは地方公共団体またはその委託を受けた者が法令の定める事務を遂行することに対して協力する必要がある場合であって、本人の同意を得ることにより当該事務の遂行に支障を及ぼすおそれがあるとき

- **第17条（適正な取得）** 個人情報取扱事業者は、偽りその他不正の手段により個人情報を取得してはならない。

- **第18条（取得に際しての利用目的の通知など）** 個人情報取扱事業者は、個人情報を取得した場合は、あらかじめその利用目的を公表している場合を除き、速やかにその利用目的を、本人に通知し、または公表しなければならない。

- **第20条（安全管理措置）** 個人情報取扱事業者は、その取り扱う個人データの漏えい、滅失またはき損の防止、その他の個人データの安全管理のために必要かつ適切な措置を講じなければならない。

- **第21条（従業者の監督）** 個人情報取扱事業者は、その従業者に個人データを取り扱わせるにあたっては、当該個人データの安全管理が図られるよう、当該従業者に対する必要かつ適切な監督を行わなければならない。

- **第23条（第三者提供の制限）** 個人情報取扱事業者は、次に掲げる場合を除くほか、あらかじめ本人の同意を得ないで、個人データを第三者に提供してはならない。

    1号　法令に基づく場合

    2号　人の生命、身体または財産の保護のために必要がある場合であって、本人の同意を得ることが困難であるとき

    3号　公衆衛生の向上または児童の健全な育成の推進のためにとくに必要がある場合であって、本人の同意を得ることが困難であるとき

    4号　国の機関もしくは地方公共団体またはその委託を受けた者が法令の定める事務を遂行することに対して協力する必要がある場合であって、本人の同意を得ることにより当該事務の遂行に支障を及ぼすおそれがあるとき

■判例

掲載ページ

- **東亜ペイント事件：最高裁1986（昭和61）年7月14日判決**
  【判旨抜粋】　全国的規模の会社の神戸営業所勤務の大学卒営業担当従業員が母親、妻および長女と共に堺市内の母親名義の家屋に居住しているなど、判示の事実関係のみから、同従業員に対する名古屋営業所への転勤命令が権利の濫用にあたるということはできない。 …… 36

- **大成会福岡記念病院事件：福岡地裁1983（昭和58）年2月24日判決**
  【判旨抜粋】　本件各配転命令の意思表示が、債務者と各債権者との間の各労働契約の内容に照らして、契約内容変更の申し込みの意味を持つに過ぎないと解される以上、一方的に職種の変更を命ずる本件各配転命令は法律上の根拠を欠くこととなる筋合いであるから、たとえ強度の経営上の必要性などがあって、いわゆる整理解雇をなし得るような場合であっても、一定の要件を充足のうえで剰員を解雇することはともかく、配転を命ずることは、それが当該労働者に承諾されて新たな労働契約の内容とならない限り、当該労働者の法的地位に何らの影響を及ぼさないとも考えられる。 …… 36

- **国家公務員共済組合連合会事件：仙台地裁1973（昭和48）年5月21日判決**
  【判旨抜粋】　被告は看護師の資格を有する原告を看護師として雇用し看護師職に就かしめてきたのであるから、これを看護師以外の労務職に配置転換することは労働契約を変更するものであって、原告の同意なくして一方の命令によってはこれを行い得ないものというべきである。 …… 36

- **金井学園福井工大事件：福井地裁1987（昭和62）年3月27日判決**
  【判旨抜粋】　原告の職種の内容、教官募集の経緯、本件職務変更の前後における原告の処遇状況、およびA大における前示慣行に照らせば、配転予定条項にいう被告の変更権も、せいぜい原告の教育・研究的職務（当初の職種）に兼ねて一般事務を担当する程度のものにとどまるものというべきであり、原告の助教授職を解き一般事務職員を命ずるような本件職務変更を正当化すべき変更権が被告にないことは明らか。 …… 36

- **ヤマトセキュリティ事件：大阪地裁1997（平成9）年6月10日判決**
  【判旨抜粋】　雇用契約当初においてなされた合意の状況、債権者は警備業務への配転命令がなされた当時47歳の全く警備業務の教育さえ受けたことのない女子であること、債権者の5級職としての地位からの労働条件の切り下げがなされ得る状況が存したことの諸事情に照らせば、債権者における警備職への配転命令拒否には正当な理由があったものというべきである。 …… 36

- **東京アメリカンクラブ事件：東京地裁1999（平成11）年11月26日判決**
  【判旨抜粋】　被告の就業規則には配置転換や異動に関する規定はないが、実際に職種の変更などは行われており、原告は被告に採用された後、異動の希望を出していることなどから、雇用契約が職種を限定したものとの認識は持っていなかったことがうかがえる。これらから、本件雇用契約は職種限定契約であるということはできず、むしろ、異動ないし配置転換も予定された雇用契約であるというほかなく、原告の電話交換手から洗い場への職種変更も本件雇用契約の範囲内の配置転換ないし異動というべきである。 …… 36

- **東京サレジオ学園事件：東京高裁2003（平成15）年9月24日判決**
  【判旨抜粋】　児童指導員に従事してきた者の調理員への配転は、児童指導員の職業の専門性、技術性は否定できないものの国家試験に基づく公的な資格ではなく、またその職務には、掃除、洗濯、食事の準備などの日常の家事的業務も含まれていることなどから、配転は業務上の必要性があり、有効である。 …… 36

- **秋北バス事件：最高裁1968（昭和43）年12月25日判決**
  【判旨抜粋】　使用者が、新たな就業規則の作成または変更によって、労働者の既得の権利を奪い労働者に不利益な労働条件を一方的に課することは原則として許されないが、当該規則条項が合理的なものであるかぎり、個々の労働者において、これに同意しないことを理由としてその適用を拒むことは許されないと解すべきである。就業規則は、当該事業場内での社会的規範であるだけでなく、それが合理的な労働条件を定めているものである限り、法的規範としての性質を認められるに至っているものと解すべきである。 …… 52

- 電電公社帯広局事件：最高裁1986（昭和61）年3月13日判決
  【判旨抜粋】　就業規則の規定内容が合理的なものである限りは労働契約の内容となる。公社の就業規則などによれば、職員は常に健康の保持増進に努める義務があり、要管理者は健康回復に努める義務があり、その健康回復を目的とする健康管理従事者の指示に従う義務があるとされ、いずれも合理的なものであるから、総合精密検診を受診すべき旨の業務命令などに違反したことを理由とする戒告処分は有効。……52

- 日立製作所武蔵工場事件：最高裁1991（平成3）年11月28日判決
  【判旨抜粋】　使用者が、労働基準法第36条所定の書面による協定を締結し、これを所轄労働基準監督署長に届け出た場合において、当該事業場に適用される就業規則に協定の範囲内で一定の業務上の事由があれば労働契約に定める労働時間を延長して時間外労働をさせることができる旨を定めているときは、当該就業規則の規定の内容が合理的なものである限り、労働者はその定めるところに従い、労働契約に定める労働時間を超えて時間外労働をする義務を負う。……52

- フジ興産事件：最高裁2003（平成15）年10月10日判決
  【判旨抜粋】　使用者が労働者を懲戒するには、あらかじめ就業規則において懲戒の種別および事由を定めておくことを要する。そして、就業規則が法的規範としての性質を有するものとして拘束力を生ずるためには、その内容を適用を受ける事業場の労働者に周知させる手続きが取られていることを要する。……52

- 三菱重工業長崎造船所事件：最高裁2000（平成12）年3月9日判決
  【判旨抜粋】　労働基準法第32条の労働時間とは、労働者が使用者の指揮命令下に置かれている時間をいい、労働時間に該当するか否かは、労働者の行為が使用者の指揮命令下に置かれたものと評価することができるか否かにより客観的に定まるものであって、労働契約、就業規則、労働協約などの定めのいかんにより決定されるべきものではないと解するのが相当である。……60

- 大星ビル管理事件：最高裁2002（平成14）年2月28日判決
  【判旨抜粋】　不活動仮眠時間であっても労働からの解放が保障されていない場合には、労働基準法上の労働時間にあたるというべきである。そして当該時間において労働契約上の役務の提供が義務づけられていると評価される場合には、労働からの解放が保障されているとはいえず、労働者は使用者の指揮命令下に置かれているというのが相当である。……60

- 小川建設事件：東京地裁1982（昭和57）年11月19日判決
  【判旨抜粋】　労働者がその自由なる時間を精神的肉体的疲労回復のため適度な休養に用いることは次の労働日における誠実な労務提供のための基礎的条件をなすものであるから、使用者としても労働者の自由な時間の利用について関心を持たざるをえず、また、兼業の内容によっては企業の経営秩序を害し、または企業の対外的信用、体面が傷つけられる場合もあり得るので、従業員の兼業の許否について、労務提供上の支障や企業秩序への影響などを考慮したうえでの会社の承諾にかからしめる旨の規定を就業規則に定めることは不当とはいいがたい。……95

- 創栄コンサルタント事件：大阪高裁2002（平成14）年11月26日判決
  【判旨抜粋】　本件年俸制は時間外割増賃金分を本来の基本給部分と区別して確定できないため、このような賃金の定め方は労働基準法第37条1項に違反しており、無効と言わざるを得ない。その他の点（年休未消化分の事後の買い上げ請求など）については、使用者の義務は、規程、慣行法上は存しない。……118

- 三菱樹脂事件：最高裁1973（昭和48）年12月12日判決
  【判旨抜粋】　試用期間を設け、企業者において期間中に当該労働者が管理職要員として不適格であると認めたときは解約できる旨の特約上の解約権を留保したときは、その行使は、解約権留保の趣旨、目的に照らして、客観的に合理的な理由が存し、社会通念上相当として是認され得る場合にのみ許されるものと解すべきである。……193

- セガ・エンタープライゼス事件：東京地裁1999（平成11）年10月15日判決
  【判旨抜粋】　従業員として平均的な水準に達していなかったからといって、直ちに本件解雇が有効となるわけではない。就業規則に規定する解雇事由をみるときわめて限定的な場合に限られており、平均的

な水準に達していないというだけでは不十分であり、著しく労働能率が劣り、しかも向上の見込みがないときでなければならない。 ……197

・下関商業高校事件：最高裁1980（昭和55）年7月10日判決
【判旨抜粋】 退職勧奨のために出頭を命ずるなどの職務命令を発することは許されず、労働者はこれに従う義務はないが、職務上の上下関係が継続する中でなされる職務命令を拒否することは事実上困難であり、とくにこのような職務命令が繰り返しなされるときは労働者に不当な圧迫を加えるおそれがあることを考慮すると、かかる職務命令を発すること自体、職務関係を利用した不当な退職勧奨として違法性を帯びる。 ……197

・高野メリヤス事件：東京地裁1976（昭和51）年10月29日判決
【判旨抜粋】 民法第627条の予告期間は、使用者のためにはこれを延長できないものと解するのが相当である。したがって、変更された就業規則第30条の規定は、予告期間の点につき、民法第627条に抵触しない範囲でのみ有効だと解すべく、その限りでは、同条項は合理的なものとして、個々の労働者の同意の有無にかかわらず、適用を妨げられないというべきである。 ……204

・ケイズインターナショナル事件：東京地判1992（平成4）年9月30日判決
【判旨抜粋】 労働者に損害賠償義務を課すことは今日の経済事情に適するか疑問がないではなく、労働者は期間中の賃金請求権を失うことによってその損害の賠償に見合う出捐をしたと解する余地もある点を考えれば、本件においては信義則を適用して、会社側が請求できる賠償額を限定することが相当である。 ……208

・ジャレコ事件：東京地裁1997（平成9）年6月20日判決
【判旨抜粋】 原告は意図した退職日に確実に退職しようと確固たる意思をもって本件意思表示を行ったと考えられることからすれば、本件意思表示は、単に原告が被告に対し合意による雇用契約解約の申し込みを行ったものではなく、原告の被告に対する雇用契約の解約告知であったと認めるのが相当である。 ……208

索引

数字
2025年問題　10

あ
育児・介護休業法　143, 149, 154, 217
一億総活躍社会　9
うつ症状　169
うつ病　174

か
解雇　194, 198
介護休業　146
環境型セクシュアルハラスメント　182
管理監督者　23, 27
管理職　23, 27
基収　118
基発　118
休暇　102
休憩時間　91
休日　101
給与是正　134
業務災害　162
刑法　212
兼業　95
兼業時の時間外手当　99
個人情報保護　213
個人情報保護法　212, 213, 219
雇用形態に関わらない公正な待遇の確保　14

さ
採用面接　30
三六協定　57, 72, 82
残業調整　82
時間外労働　56, 60
時間外労働削減　77
時間外労働の上限規制　72
時季変更権　114, 122
社会的規範　53
就業規則　37, 49, 52
宿直　86
試用期間　193
職業安定法　31, 32

職場復帰支援プログラム　174
女性労働基準規則　139, 218
所定労働時間　57
人事異動　36
深夜業の制限　155
深夜業免除　155
ストレスチェック　171
整理解雇　199
セクシュアルハラスメント　180

た
対価型セクシュアルハラスメント　181
退職　204, 208
退職勧奨　200
男女雇用機会均等法　31, 139, 149, 180
中途採用　36
懲戒解雇　199
通勤災害　161
同一労働同一賃金　126
同一労働同一賃金ガイドライン　128

な
名ばかり管理職　25
妊産婦保護　140
年5日の年次有給休暇　105, 106, 115
年次有給休暇　106

は
パートタイム・有期雇用労働法　42, 125, 126, 132
働き方改革　8, 13
働き方改革関連法　8, 15, 16
発基　118
パワーハラスメント　187
不合理な待遇差の解消　127
普通解雇　199
不利益な取り扱い　149
不利益変更　135
変形労働時間制　57, 82
法定労働時間　57
法的規範　53

保健師助産師看護師法　212
母性の保護　140

ま
民法　186, 204, 208
無期転換　43
無期労働契約　43
メンタルヘルス　170, 174
黙示の指示　61

や
夜勤　86
夜勤免除　155
雇い止め　44
有給休暇　114, 122
有給休暇の買い上げ　118

ら
労災　161
労災認定の3要件　163, 164
労災認定の基準　163
労災保険　161
労働安全衛生法　64, 160, 168
労働基準法　23, 36, 48, 49, 56, 64, 71, 81, 86, 91, 95, 101, 105, 114, 122, 139, 149, 193, 197, 217
労働基準法施行規則　39, 91
労働協約　49
労働組合法　48
労働契約　37, 49
労働契約書　37
労働契約法　36, 42, 48, 49, 95, 125, 135, 186, 197, 217
労働時間　56, 60, 81
労働時間等設定改善法　77
労働時間の把握　65
労働施策総合推進法　186
労働者災害補償保険法　160
労働者派遣法　125, 126
労働法ベスト20　20
労務管理　18

著者プロフィール

高平　仁史（たかひら　ひとし）
特別養護老人ホーム 北野よろこび苑事務部長

百貨店に21年勤め、本社で人事制度の構築や能力開発、店舗の人事課長、海外事業や子会社の総務部長などを経験。2001年より、公益財団法人田附興風会医学研究所北野病院の人事課長を担当し、主に人事制度改革と人事課業務の再構築を行う。2012年より労務管理部長を経て、2018年、北野病院の関係施設である北野よろこび苑に事務部長として着任。以来、社会の高齢化、目まぐるしく変化する医療・介護制度、地域の要請などに対応できる介護施設とはいかなるものかを策定し、それを実現していくかに尽力している。

働き方改革時代の労務管理－看護現場の事例で学ぶ

2019年9月10日発行　第1版第1刷

著　者	高平 仁史
発行者	長谷川 素美
発行所	株式会社メディカ出版 〒532-8588 大阪市淀川区宮原3-4-30 ニッセイ新大阪ビル16F https://www.medica.co.jp/
編集担当	猪俣久人
編集協力	佐藤可奈子／三重野由紀子
装　幀	株式会社新後閑
本文イラスト	赤川ちかこ
印刷・製本	日経印刷株式会社

Ⓒ Hitoshi TAKAHIRA, 2019

本書の複製権・翻訳権・翻案権・上映権・譲渡権・公衆送信権（送信可能化権を含む）は、(株)メディカ出版が保有します。

ISBN978-4-8404-6873-2　　　　　　　　　　　　　　　　Printed and bound in Japan

当社出版物に関する各種お問い合わせ先（受付時間：平日9：00〜17：00）
●編集内容については、編集局 06-6398-5048
●ご注文・不良品（乱丁・落丁）については、お客様センター 0120-276-591
●付属のCD-ROM、DVD、ダウンロードの動作不具合などについては、デジタル助っ人サービス 0120-276-592